김포순의
육기체질 (上)

김또순의 육기체질(上)

김또순 지음

육기체질학회

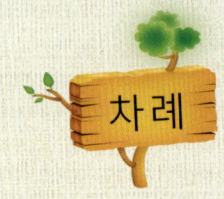

상권

책을 펴내며   14

제1장 음양

1. 자연에서의 음양   18
2. 인체에서의 음양   22
3. 삼신   26
4. 사상   28

제2장 오행

1. 오행의 뜻   32
   1) 오행의 상생   33
   2) 오행의 상극   36
   3) 오행의 상화   39

2. 오행의 순환   40
   1) 하루   41
   2) 한해   44
   3) 십년   47
   4) 일생   49
   5) 식물   52
   6) 색깔   55
   쉬어가기   56

제3장
육장 육부

1. 육장 육부의 뜻　60
2. 목기　62
   1) 간장　63
   2) 담낭　64

3. 화기　65
   1) 심장　66
   2) 소장　67

4. 토기　68
   1) 비장　69
   2) 위장　70

5. 금기　71
   1) 폐장　72
   2) 대장　73

6. 수기　74
   1) 신장　75
   2) 방광　76

7. 상화기　77
   1) 심포　78
   2) 삼초　79
   쉬어가기　80

제4장 육기체질 분류법

1. 얼굴 모습 84
   1) 표준 체질 85
   2) 목기 체질 86
   3) 화기 체질 87
   4) 토기 체질 88
   5) 금기 체질 89
   6) 수기 체질 90
   7) 상화기 체질 91
   8) 목화기 체질 92
   9) 화토기 체질 93
   10) 토금기 체질 94
   11) 금수기 체질 95
   12) 수목기 체질 96

2. 몸과 손의 모습 97
   1) 목기 체질 98
   2) 화기 체질 99
   3) 토기 체질 100
   4) 금기 체질 101
   5) 수기 체질 102
   6) 상화기 체질 103
   쉬어가기 104

제5장 사주

1. 천간과 지지 108
   1) 천간 109
   2) 지지 110

2. 육십갑자 111

3. 천간의 합 112

4. 사주뽑는 순서 113
   사주 예문들 114

제6장 육기체질과 성격

1. 체질에 의한 기본 성격 120
   1) 목기 체질 121
   2) 화기 체질 124
   3) 토기 체질 127
   4) 금기 체질 130
   5) 수기 체질 133
   6) 상화기 체질 136

2. 병든 맥에 의한 변화된 성격 139
   1) 목기가 약하면 140
   2) 화기가 약하면 143
   3) 토기가 약하면 146
   4) 금기가 약하면 149
   5) 수기가 약하면 152
   6) 상화기가 약하면 155
   쉬어가기 158

제7장 육기체질과 먹거리

1. 육기의 맛 162
   1) 목기 – 신맛 163
   2) 화기 – 쓴맛 164
   3) 토기 – 단맛 165
   4) 금기 – 매운맛 166
   5) 수기 – 짠맛 167
   6) 상화기 – 떫은맛 168

2. 육기별 음식 169
   1) 간·담낭을 영양해 주는 식품 170
   2) 심·소장을 영양해 주는 식품 173
   3) 비·위장을 영양해 주는 식품 176
   4) 폐·대장을 영양해 주는 식품 179
   5) 신·방광을 영양해 주는 식품 182
   6) 심포·삼초를 영양해 주는 식품 185
   쉬어가기 188

제8장 육기가 지배하는 부위

1. 얼굴 192
   1) 눈 193
   2) 혀 194
   3) 입 195
   4) 코 196
   5) 귀 197
   6) 표정 198

2. 몸 199
   1) 목 200
   2) 머리 201
   3) 배통 202
   4) 가슴통 203
   5) 엉덩이 204
   6) 사지 205

3. 관절 206
   1) 고관절 207
   2) 주관절 208
   3) 슬관절 209
   4) 수관절 210
   5) 족관절 211
   6) 견관절 212

4. 습관 213
   1) 한숨 214
   2) 딸꾹질 215
   3) 트림 216
   4) 재채기 217
   5) 하품 218
   6) 진저리 219

5. 구성 220
   1) 힘줄 221

2) 피 222
3) 살 223
4) 피부 224
5) 뼈 225
6) 호르몬 226
쉬어가기 228

제 9 장
경락과 경혈

1. 12경락 232
   1) 간장 경락 233
   2) 담낭 경락 234
   3) 심장 경락 235
   4) 소장 경락 236
   5) 비장 경락 237
   6) 위장 경락 238
   7) 폐장 경락 239
   8) 대장 경락 240
   9) 신장 경락 241
   10) 방광 경락 242
   11) 심포 경락 243
   12) 삼초 경락 244

2. 12유주 245
   1) 얼굴의 경락 246
   2) 가슴의 경락 247
   3) 손의 경락 248
   4) 발의 경락 249

제10장 육기맥

1. 육기맥의 기본 252
  1) 맥의 이름 253
  2) 맥의 모양 255

2. 음기·양기 측정법 257
  1) 촌구맥 258
  2) 인영맥 259
  3) 맥에 따른 병 260

3. 맥의 좌우 차이 262
  1) 확인하는 방법 263
  2) 조절하는 방법 271

4. 맥이 불명확한 이유 275
  1) 수술을 했을 때 276
  2) 약물 복용 중일 때 277
  3) 약물 치료 중일 때 278
  4) 경락의 치명적인 손상이 있을 때 279
  5) 몸에 보조 장치를 삽입했을 때 280
  6) 놀라거나 흥분했을 때 281
  7) 과식이나 단식 중일 때 282
  8) 운동이나 과로 후 283
  `쉬어가기` 284

참고문헌 286

하권

제1장 오행의 변화

제2장 음양체질 분류법
음인 / 양인

제3장 육기맥의 응용
맥의 생성 / 맥의 종류 / 맥의 혼합 / 맥의 변화 / 맥을 보는 방법

제4장 경혈 자극법
맥 조절법 / 모·유·합혈

제5장 건강회복이 어려운 경우
사맥이 있을때 / 완치가 어려운 경우 / 건강하지 못 한 사주

제6장 육기의 지배부위와 증상
목기의 지배부위와 증상 / 화기의 지배부위와 증상 / 토기의 지배부위와 증상 / 금기의 지배부위와 증상 / 수기의 지배부위와 증상 / 상화기의 지배부위와 증상

제7장 치료하는 순서

제8장 그 외의 증상
감기 / 눈의 이상 / 위장의 이상 / 대변의 이상 / 피부의 이상 / 소변의 이상 / 허리의 이상 / 혈압의 이상 / 호흡의 이상 / 머리의 이상 / 정신의 이상 / 15낙맥의 병

제9장 잦은 질문들
눈이 아파요 / 목이 불편해요 / 위장 장애가 있어요 / 무릎에 통증이 있어요 / 코가 불편해요 / 대변과 항문이 불편해요 / 소변에 문제가 생겼어요 / 허리가 아파요 / 머리가 아파요 / 대상포진이 생겼어요 / 감기가 낫지 않아요 / 어깨가 아파요

부록
- 체질 개선 사례연구 -

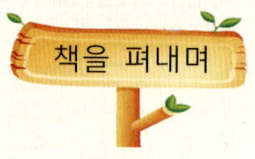

책을 펴내며

  최고의 의서로 꼽히는 '황제내경'을 보고 현성 김춘식 선생님은 '육기체질분류법'을 연구하셨습니다. 육기체질 공부는 병이 걸리지 않게 하고자 함이 첫째 목표입니다. 다음으로 설령 병에 걸렸다고 해도 스스로 고칠 수 있는 방법을 터득하기 위함입니다.
  가끔 한의학과 혼동하시는 분이 있지만 전혀 다른 차원의 학문입니다. 병명을 따라 치료하는 것이 아니고 체질을 알고 증상을 살펴서, 정신적으로나 육체적인 육장육부의 균형을 이루도록 하는 것입니다.
〈육기체질〉은 상권과 하권으로 나누어서 펴내기로 했습니다. 상권은 기초편이며, 하권은 응용편으로 좀 더 깊이 있는 설명과 함께 여러 병증들을 짚어 보기로 합니다.
  이후에 나오는 책들은 '육기체질 이야기'시리즈로 '생식이야기'를 출간한 뒤에 사례이야기도 해보려고 합니다. 관심있게 지켜봐 주시기 바랍니다.

2015년 10월 15일
김 또 순

인간은 약으로 사는 것이 아니고 음식을 먹고 사는 것이므로 음식이 곧 약이 되는 것으로 의학의 한계를 뛰어넘어야 합니다.

- 병마에 시달리거나, 오래 살지 못하거나 건강하지 못한 원인은 약이 없거나, 치료를 받지 못한데 원인이 있는 것이 아니고 올바른 식사법이 없기 때문입니다.

- 현재까지의 식사법에 잘못이 있기 때문에 오늘의 결과를 초래한 것이므로, 사람은 자기 체질과 병에 적합한 식사법으로 바꿔서 가급적이면 생식으로 소식해야 영양은 충분하고 건강 장수가 가능합니다.

- 무수한 민간 식이요법을 동양철학적으로 체계화한 육기체질분류에 의한 식사법을 배우고, 익혀서 하나뿐인 자기의 생명을 자기가 직접 관리하시기를 바랍니다.

- 현성 김춘식 선생님 말씀에서 -

1 음양

자연에서의 음양

자 연							
양	+	해	낮	하늘	산	양달	맑음
음	-	달	밤	땅	바다	응달	흐림
陽	위	우	불	더위	여름	비	꽃
陰	아래	좌	물	추위	겨울	눈	씨앗

음양(陰陽)이란 우주 만물의 서로 반대되는 두 기운을 말한다. 음양은 서로 잡아당기고, 때로는 밀어내기도 하면서 견준다.

세상의 모든 것은 음양으로 나눠볼 수 있다. 그러나 단답식으로 음과 양을 구분한다면 오행(五行)의 공부는 어렵다. 음양을 나타낼 때 '이게 음이고, 이게 양이다.'라고 한계나 범위를 정해서는 안 된다. 때때로 여러 가지 변수가 생기는 것도 이해해야 한다.

✤ 달과 해

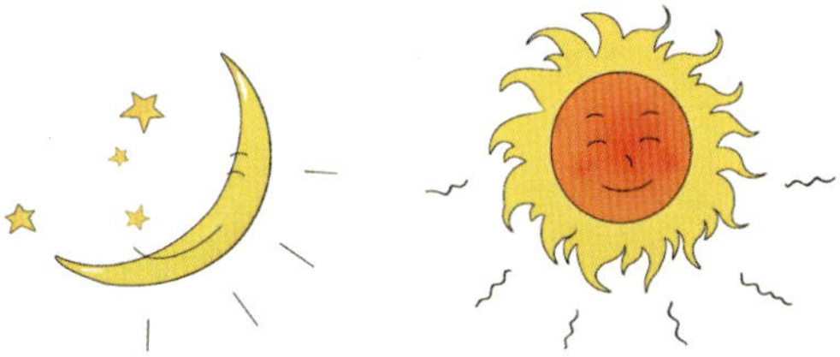

지구를 밝게 비춰주는 해와 달도 음양으로 구분하면, 해는 양이고 달은 음이 된다. 달은 해에 비해서 빛이 약해서 음이고, 태양은 강해서 양으로 본다. 날짜도 양력을 사용하기도 하지만 달이 지구를 한 바퀴 도는 시간을 기준으로 만든 음력을 쓰기도 한다.

✤ 밤과 낮

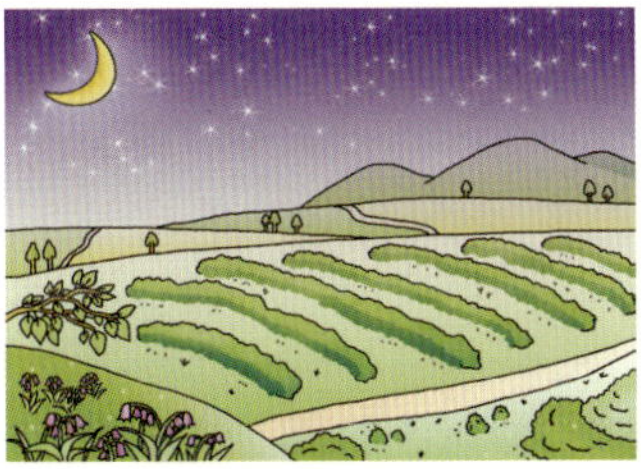

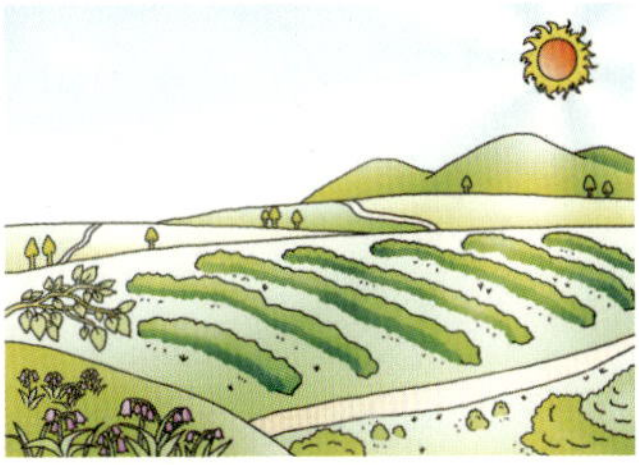

낮에는 해가 있고 밝고 따뜻해서 양이라 한다. 밤에는 달빛이 약하고 어두우며 추워져서 음이 된다. 낮에는 태양의 기운을 많이 받아서 활동적이고, 밤에는 휴식을 취해야 하는 때이다.

사람도 낮에는 양기가 강해지고, 밤이 되면 음기가 강해진다.

✤ 바다와 산

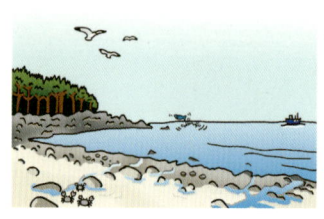 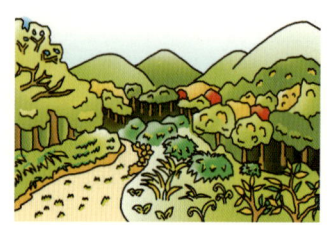

 올려다봐야 하는 하늘이나 산은 양이라 하고, 아래쪽에 있는 땅이나 바다는 음이라고 한다. 산에는 심장과 소장의 기운을 돋우어 주는 쓴맛의 식품이 많고, 바다에는 신장과 방광의 기운을 강하게 하는 짠맛의 먹을 것들이 많다.

✤ 물과 불

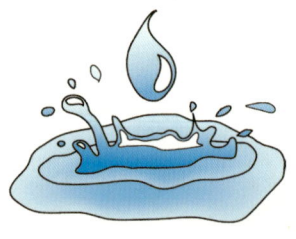 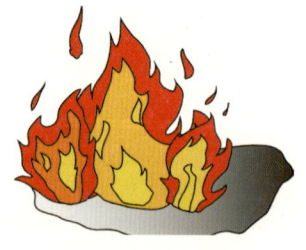

 음기에 속하는 물은 근본적으로 차가운 기운으로 무거우며 아래로 향한다. 양에 속하는 불은 뜨겁고 가벼워서 위로 솟구치려고 한다. 인체도 추위에 견디는 능력이 약한 사람이 필요 없이 물을 많이 섭취하면 몸은 더욱 차가워진다.

✤ 찬물과 더운물

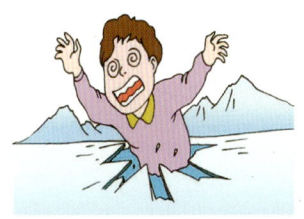 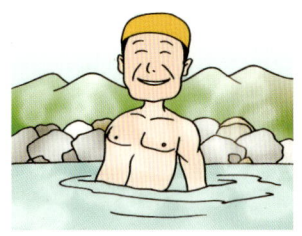

음에 속하는 물이라도 따뜻할 때는 양기를 촉진해서 몸을 덥게 한다. 물은 몸을 춥게 만들어서 차갑게 마시면 순환이 억제되고, 따뜻하게 마실 때만 더워진다. 물이 얼음이 되면 음 중의 음이고, 물이 뜨거워서 델 정도이면 음 중의 양이라고 생각해 본다.

✤ 추위와 더위

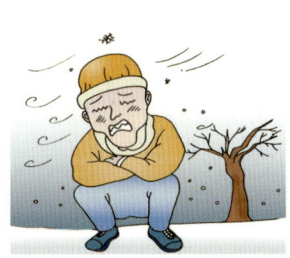 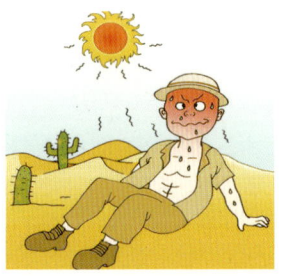

추운 겨울에는 눈이 오고 초목도 휴식기이며, 죽은 것 같아서 음이라고 한다. 반대로 더운 여름엔 눈 대신에 비가 오고 꽃이 피고 열매가 익어가서 생명력이 왕성하므로 양이라고 본다. 인체도 추워지면 성장이 저하되고, 더워지면 촉진된다.

인 체에서의 음양

	인 체						
양	남자	아들	머리	상체	우측	온기	육부
음	여자	딸	몸통	하체	좌측	냉기	육장
陽	배	팔	손	인영	기	선	기쁨
陰	등	다리	발	촌구	혈	악	슬픔

사람도 다음과 같이 음양으로 나누어 설명할 수 있다.

✤ 여자와 남자

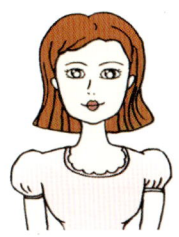 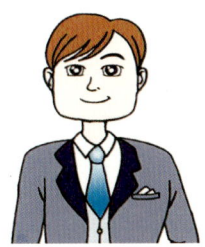

한 가정에 여자만 산다거나 남자만 살면 바람직하지 않다. 남녀의 몸에서 흐르는 기가 서로 교류하고 근본적인 남녀 성격의 차이도 경험해야만 건강한 삶이 유지된다. 가정도 아들이나 딸만 있는 것보다 자녀가 함께 있어야 더욱 단란한 생활이 된다.

✤ 몸과 머리

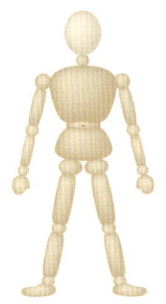 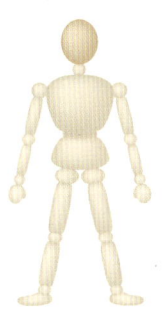

남녀를 불문하고 위쪽에 있는 머리는 양, 아래쪽의 몸통은 음으로 나눈다. 몸에 비해 머리가 크면 양기가 강하고 성격도 외향적이지만 머리가 작으면 소극적이면서 힘이 세다. 머리만 뜨겁거나 차가우면 음양의 균형에 문제가 생겼다고 본다.

✣ 하체와 상체

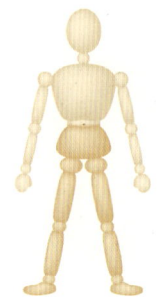 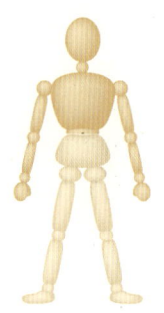

배꼽을 중심으로 배꼽 위를 양이라 하고, 배꼽 아래를 음이라고 구분한다. 상체가 양이기에 두 팔도 역시 양에 속하고, 하체에 있는 두 다리는 음이 된다. 두 팔에 연결된 손과 두 다리에 연결된 발의 체온이 모두 따뜻하면 음양이 조화로워 건강하다.

✣ 좌측 손발과 우측 손발

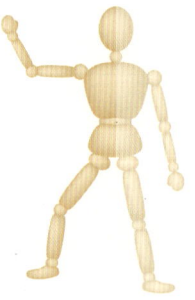 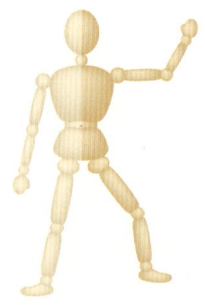

몸을 세로로 나눠서 좌우로도 음양을 구분해 본다. 우측을 많이 사용하고 힘이 세기 때문에 양이라 한다. 우측이 양이면 우측 눈·우측 콧구멍·우측 귀·우측의 경락도 모두 양이 되고, 좌측의 것들은 모두 음이 된다.

✠ 등과 배

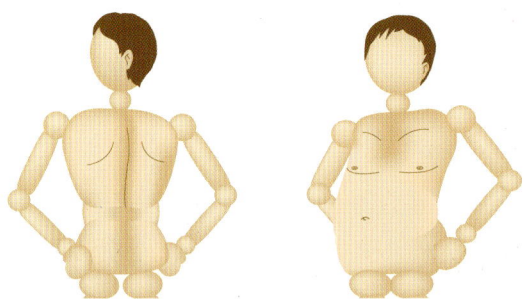

등과 배는 때에 따라 등이 양이 되거나 배가 양이 되기도 한다. 배를 양이라 할 때는 등에 비해 따뜻해서이고, 음이라 할 때는 음 경락이 모이는 곳이라 그렇게도 말한다. 반대로 등은 차가워서 음이라 하지만 양 경락이 흐르고 바깥쪽이라 양이기도 하다.

✠ 육장과 육부

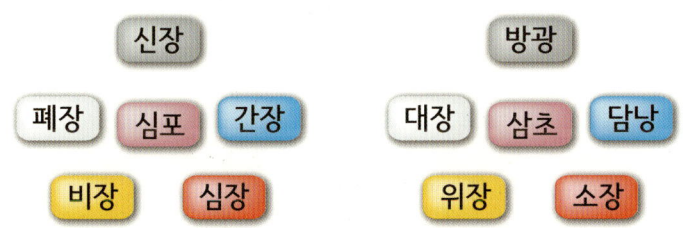

사람에게는 육장육부(六藏六腑)가 있다. 육장은 음으로 간장·심장·비장·폐장·신장·심포이고, 물질을 만들어 저장하는 일을 한다. 육부는 담낭·소장·위장·대장·방광·삼초로 저장된 물질을 필요한 곳에 쓰거나 배설해서 양이라고 한다.

삼신

삼신(三神)이란 음·양·중(陰·陽·中)을 말한다. 음양만 존재하면 항상 불안정한 상태가 지속된다. 이때 중이 있으면 음양의 중간에서 화합을 시켜서 안정되고 완전한 상태로 유지시킨다.

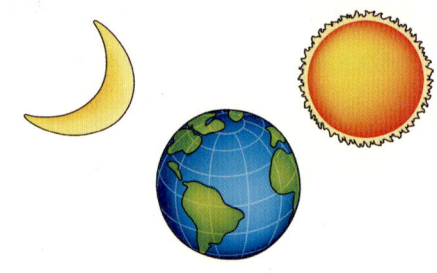

깜깜한 밤을 비춰주는 달은 음이라고 한다. 태양은 양으로 우리에게 햇빛과 햇볕을 준다. 달과 해 사이의 지구는 중이 된다.

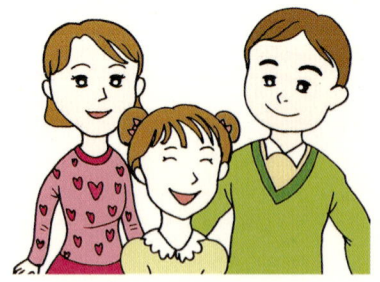

가족 간에 엄마는 여자라 음이고 아빠는 남자라 양이라 볼 때 둘 사이에 태어난 자녀는 중이 되어 비로소 한 가정이 형성된다.

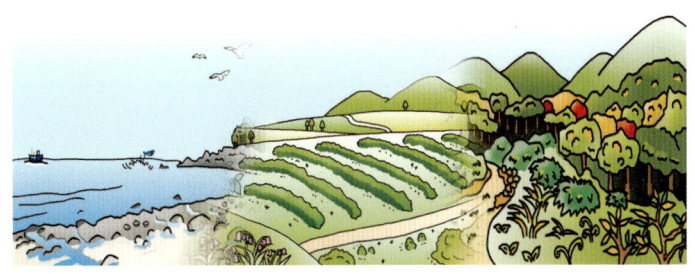

　음의 장기인 신·방광이 약한 사람은 바다 가까이 살면서 짠 음식을 충분히 먹는 것이 좋다. 양의 장기인 심·소장이 약한 사람은 산에서 씁쓸한 음식을 채취해 먹고 건강을 유지하도록 한다. 중에 해당하는 들판에는 시고 달고 매운 음식이 잘 자란다.
　우리의 먹거리는 산·들·바다에서 모두 구할 수 있다.

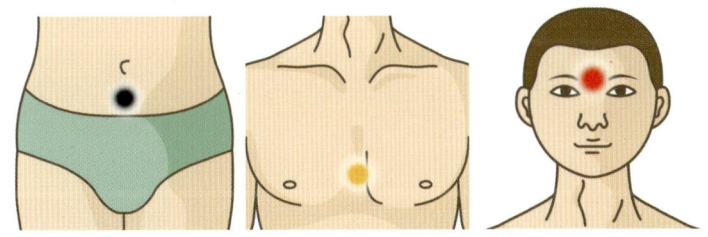

　사람의 음·양·중은 몸과 마음과 정신이다. 음에 해당하는 육체의 힘은 하단전인 배꼽 밑의 석문혈에서 시작된다. 중인 마음은 중단전인 앞가슴 사이의 잔중혈에서 느껴진다. 양은 정신으로 상단전인 양 눈썹 사이의 인당혈에서 기가 나온다. 이 정·기·신이 일치되어 그 힘이 세어지면 큰 힘을 발휘하게 된다.

사상

사상(四象)은 하통지리(下通地理)의 기본 원리이다. 오행에서 土를 중앙에 두고 음을 金·水로 나누고 양을 木·火로 나누어, 사상을 이룬다. 고정되어 움직이지 않는 땅에 응용한다.

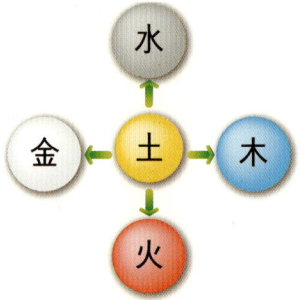

중앙에 土를 두고 나머지 木·火·金·水를 사방에 배열한다. 오행처럼 서로 간에 상생이나 상극은 하지 않는다.

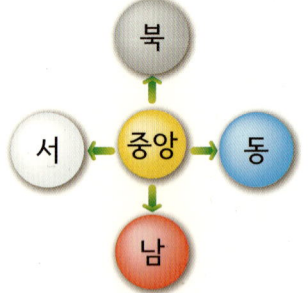

방위를 정할 때도 土를 가운데에 두어 기준 삼는다. 동쪽은 木·서쪽은 金·남쪽은 火·북쪽은 水로 위치를 정한다.

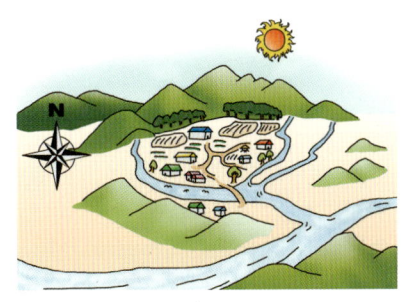

　어느 방향으로 집터를 잡고, 산소를 쓰면 좋은지를 알아보고자 할 때 쓰기도 한다. 바람 부는 방향을 살피고 물이 흐르는 길을 알아서, 벽을 쌓고 농사에 응용하기도 한다.
　생년월일로 사주를 봐서 火가 약하면 따뜻한 남쪽으로 창문을 만들고, 남쪽으로 머리를 두고 자는 것이 좋다고 풀이한다.

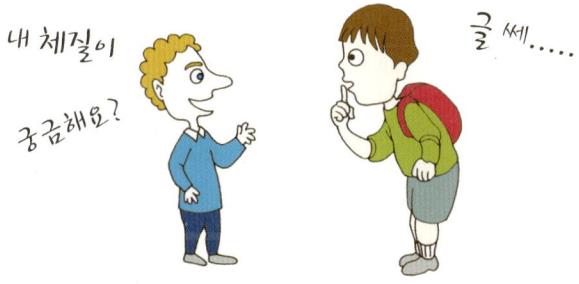

　길이를 잴 때는 자로 재고, 무게는 저울을 사용하는 것이 올바른 측정법이다. 사람의 체질을 사상으로 구분해 보려는 것은 처음부터 잘못된 시도이다. 그러므로 16상이나 32상으로 체질을 나누어 본다 해도 시작부터 잘못된 것이다. 그 때문에 사람을 이롭게 하는 체질 분류법은 나올 수가 없다.

2

오행

오행의 뜻

　오행(五行)은 상통천문(上通天文)의 원리를 말한다. 우주의 구조와 우주에 존재하는 모든 물체의 생성 및 진화 등의 온갖 현상과 그에 내재된 법칙을 다섯 가지의 기운으로 설명한 것이다. 자연의 이치를 학문적인 체계를 세워 정립한 것으로 우주의 모든 이치를 축소하면 오행이 된다.

　달력을 보면 일·월·화·수·목·금·토(日·月·火·水·木·金·土)로 되어 있는 것을 알 수 있다. 요일 중에서 음양을 보면 日은 양이고, 月은 음이다. 나머지 火·水·木·金·土가 오행이 된다. 자연의 이치를 설명하기 위해 선택한 표시라는 것이 우선이므로 각각의 글자에만 생각이 얽매이면 안 된다.

✱ 목기(木氣)는 완(緩) 하다 해서, 부드러운 기운이다.
✱ 화기(火氣)는 산(散) 하다 해서, 흩어지는 기운이다.
✱ 토기(土氣)는 고(固) 하다 해서, 뭉쳐지는 기운이다.
✱ 금기(金氣)는 긴(緊) 하다 해서, 조여지는 기운이다.
✱ 수기(水氣)는 연(軟) 하다 해서, 말랑거리는 기운이다.

1) 오행의 상생

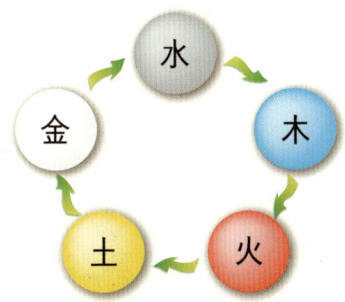

 오행의 상생(相生)은 서로 도움을 주기도 하고, 도움을 받기도 한다. 생(生) 하는 쪽은 엄마와 같고, 생을 받는 쪽은 자식과 같다. 상생의 종류는 다섯으로 수생목·목생화·화생토·토생금·금생수가 있다.

✤ 수생목

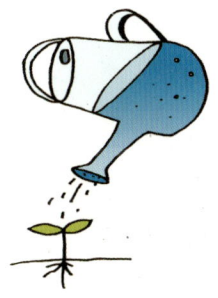

수생목(水生木)은
물은 나무가 잘 자라게 돕는다는 뜻이다.

✤ 목생화

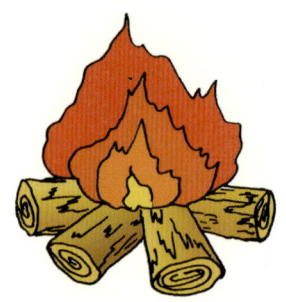

목생화(木生火)는
나무가 불을 타오르게 한다는 뜻이다.

✤ 화생토

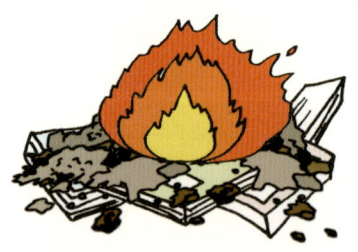

화생토(火生土)는
불이 물질을 태워서 흙으로 만든다는 뜻이다.

✤ 토생금

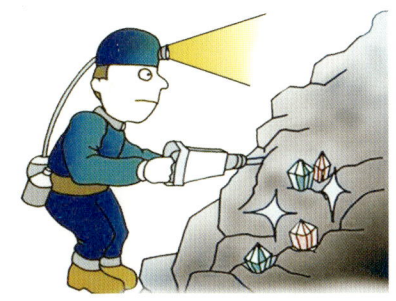

토생금(土生金)은
흙은 광석을 묻어 준다는 뜻이다.

✤ 금생수

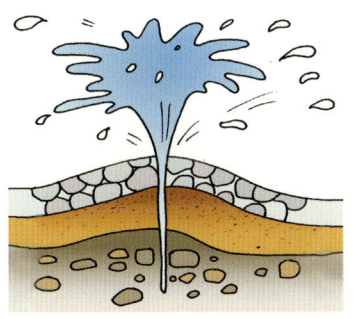

금생수(金生水)는
광석은 좋은 물을 만들어 낸다는 뜻이다.

2) 오행의 상극

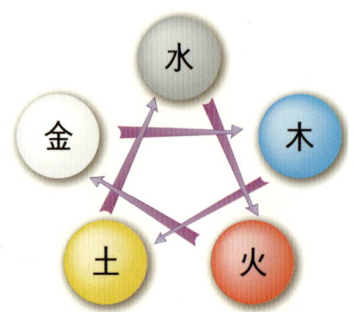

오행의 상극(相克)이란 오행의 상극표에서 보는 것 같이 옆의 자리를 건너서 마주 보고 있는 것끼리 자기가 극을 하거나 극을 당하기도 한다. 상극의 종류는 다섯으로 수극화·화극금·금극목·목극토·토극수가 있다.

✤ 수극화

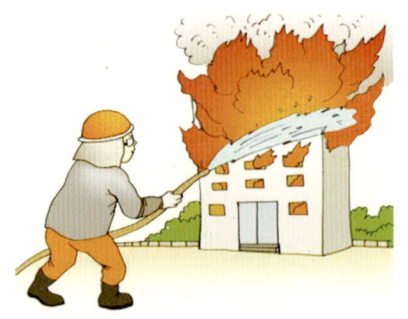

수극화(水克火)는
물이 활활 타는 불을 끈다는 뜻이다.

✤ 화극금

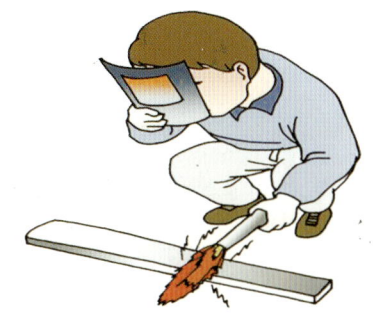

화극금(火克金)은
불이 단단한 쇠를 녹인다는 뜻이다.

✤ 금극목

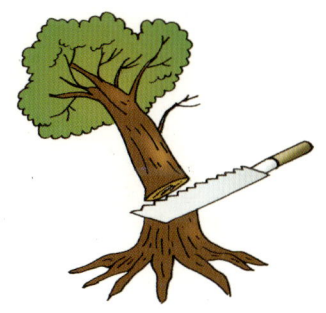

금극목(金克木)은
쇠는 도끼나 톱날이 되어서 나무를 자른다는 뜻이다.

✤ 목극토

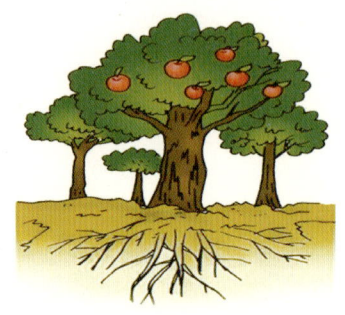

목극토(木克土)는
나무는 자라면서 흙의 영양을 뺏고 파헤친다는 뜻이다.

✤ 토극수

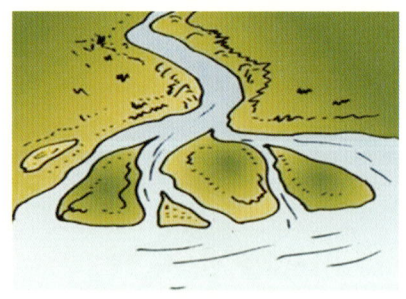

토극수(土克水)는
흙은 많아서 쌓여지면 물길을 막는다는 뜻이다.

3) 오행의 상화

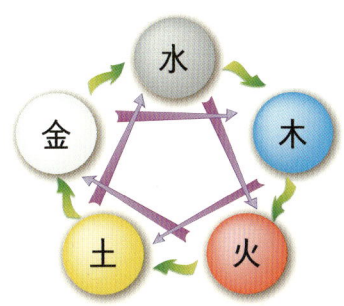

 오행의 상화(相和)란 오행의 힘이 완벽하게 균형을 이루고 있는 상태를 말한다. 상생과 상극이 적당히 도와주고 견제하여, 잘 어우러져서 완전해진 것이다.

 생(生)을 한다고 해서 좋기만 한 것은 아니다. 큰 나무에 물을 조금만 준다면 자라기 힘들게 되고, 작은 나무에 너무 많은 물을 주면 뿌리가 썩거나 뽑혀서 죽게 된다. 때문에 비율에 맞게 도와줘야 올바른 생의 역할을 하게 된다.

 또한 극(克)을 한다고 무조건 나쁘다고만 하지 않는다. 적당한 극은 서로를 견제하고 자제시킬 수가 있다. 불이 너무 강해서 재도 남기지 않을 경우에는 물을 뿌려 화력을 약하게 해줘야 한다. 나무가 훌륭한 재목이 되려면 가지치기도 필요한데 이때 쇠톱의 도움을 받아야 한다. 목극토가 되어 흙에 영양이 고갈되면 나무가 낙엽을 떨어뜨려 거름을 만들어야 한다. 그러므로 오행은 서로 서로 어우러져서 균형을 이루어야 한다.

오행의 순환

오행은 변화하면서 유지된다고 했다. 이 변화는 하루를 다섯으로 나누고 일 년을 오계절로, 더 나아가서 십 년을 오행으로 나누기도 한다. 그리고 인간의 일생과 식물의 성장 주기도 오행으로 구분하고, 색깔도 구분해 보기로 한다.

자연의 변화를 오행으로 구분한다고 해서 칼로 자르듯해서는 안 된다. 하루에서 새벽 시간대는 계절에 따라 다르다는 것도 이해해야 한다. 각 계절도 10년 주기로 오행이 변하는 것에 영향을 받아, 어느 해는 겨울이 더욱 춥고 길 때가 있다. 이런 것을 이해하고 이런 변화에 적당히 순응하고 적절히 대응해야 한다.

하지만 사주를 볼 때는 하루 중에서 몇 시부터 몇 시까지는 木이고, 몇 시부터는 火라고 구분 짓는다. 일 년도 해당 연에서 몇 월 며칠 몇 시부터는 입춘 날로 한 해가 시작되어 木의 기운을 받는다고 정확히 선을 그어 오행의 균형을 살핀다.

1) 하루

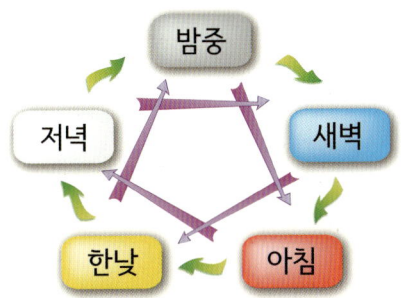

하루를 木은 새벽 · 火는 아침 · 土는 한낮 · 金은 저녁 · 水는 밤중으로 나눈다.

여름에는 해가 일찍 뜨고 늦게 지므로 정확한 시간을 정해서 오행으로 나누는 것은 무리가 있으니 기운으로 느껴야 한다.

✱ 새벽

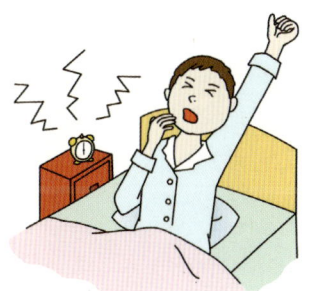

목기의 때는 칠흑 같은 어둠이 서서히 걷히고 하늘이 환해지다가 해가 완전히 떠 오른 때까지다.

새벽에 인체는 목기에 해당되는 간과 담낭의 기운이 많이 필요해서, 목기를 영양해 주는 시큼한 음식이 먹고 싶어지는 때이다.

✤ 아침

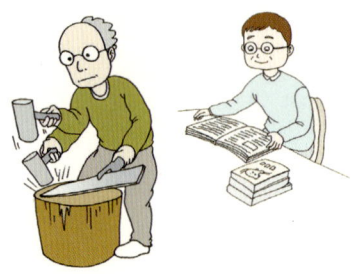

 화기에 속하는 아침은 불같이 정열적으로 공부하고, 직장에서 근무에 열중하여 일을 하는 때다.
 아침에는 화기를 필요로 하는 때로 심장과 소장을 영양해 주는 커피와 같은 쓴맛의 음식을 먹어서 활력을 찾는 것이 좋다.

✤ 한낮

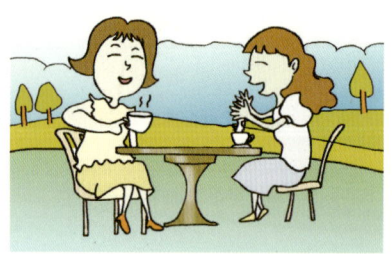

 토기에 속하는 한낮이란 해가 중천에 떠서 한창 더운 시간대로 잠시 휴식을 취하고 싶은 때이다.
 한낮에는 토기가 약해져서 단맛의 음식을 찾게 되고, 단것을 먹고 나면 비장과 위장을 튼튼하게 만들 수 있다.

✤ 저녁

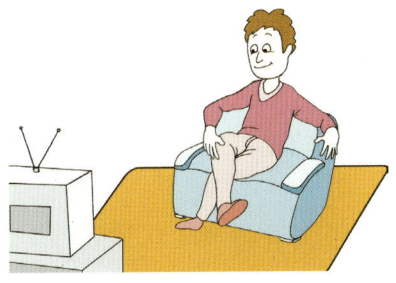

 금기에 속하는 저녁은 하루 일과를 마치고 귀가하여 저녁 식사 시간쯤부터 잠자기 전까지다.
 저녁에는 금기가 피곤해져서 폐와 대장이 약한 사람은 코가 불편하고 가려움이 생기기 쉬우니 매운 것을 먹도록 해야 한다.

✤ 밤중

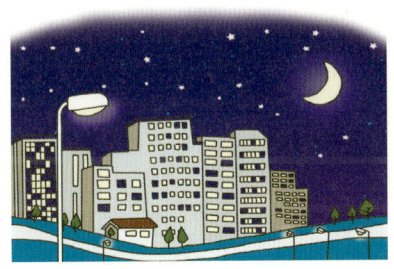

 수기에 속하는 밤중이란 잠옷으로 갈아입고 잠자리에 들어서 다음날 아침 먼동이 뜨기 전까지를 말한다.
 깜깜한 밤에는 수기에 해당되는 신장과 방광이 약해지므로, 짠 맛의 음식을 넉넉히 먹어야 허리가 편안하게 잠을 잘 수 있다.

2) 한해

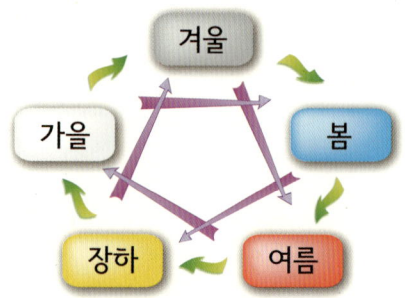

일 년을 사계절이 아니고 오계절로 나눈다.

여름과 가을 사이에 습기가 많고 무더운 여름을 장하라고 하는데 이때를 오행 중 土로 구분하였다. 그래서 봄을 木·여름을 火·장하를 土·가을을 金·겨울을 水로 나눈다.

✤ 봄

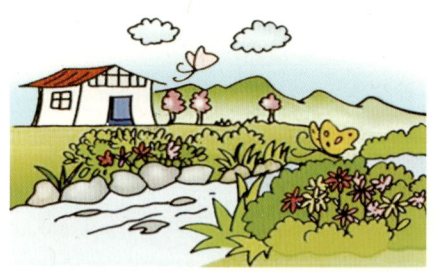

목기에 해당하는 봄이 되면 언 땅이 녹아 물이 흐르고, 바람이 살랑살랑 일며 새싹이 돋아난다. 햇볕이 따스하게 느껴지며 두꺼운 외투는 필요 없게 된다. 일 년 중에 건강이 제일 약해진다.

인체는 간장·담낭이 약해져서 신맛의 음식을 많이 먹게 된다.

✤ 여름

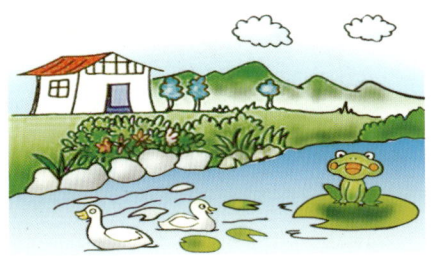

 화기에 해당하는 여름이 되면 꽃이 만발하고 봄의 따스했던 기운은 뜨거운 기운으로 발전한다. 나무에 연둣빛이 초록빛으로 바뀌고, 서서히 긴 팔이 답답하게 느껴지는 때이다.
 심장·소장이 약해지지 않도록 쓴맛의 음식을 더 먹어야 한다.

✤ 장하

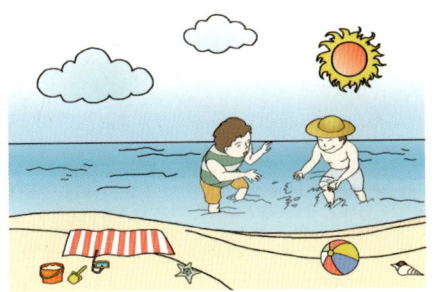

 토기에 해당하는 장하가 되면 때로는 체온보다 대기 온도가 더 높아 무더워지고 습기가 많아서 호흡이 곤란할 지경에 이르기도 한다. 바닷물이 따뜻해서 맨몸으로 들어갈 수 있게 된다.
 비장·위장을 돕는 단맛의 음식이 필요해서 먹고 싶어진다.

✠ 가을

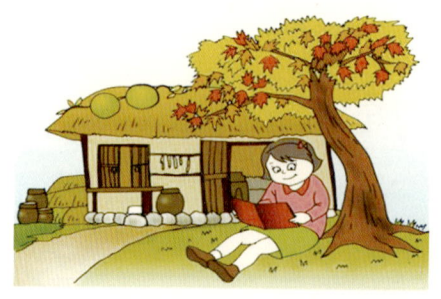

　금기에 해당되는 가을이 되면 대기는 건조하고 서늘해져서 다시 추위를 느끼게 된다. 겨울에 체력이 약해질 것을 대비해서 영양을 충분히 섭취하는 등 몸을 보해놔야 한다.
　폐장·대장이 약해져서 매운 음식이 맛있게 느껴질 때이다.

✠ 겨울

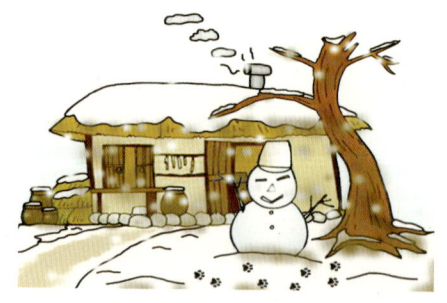

　수기에 해당되는 겨울이 되면 흐르던 물도 다시 얼고 세상의 모든 것이 휴식기에 접어들어 움츠러들게 된다. 한 해를 시작하는 봄에 건강하려면 겨울을 따뜻하게 잘 지내도록 한다.
　신장·방광을 튼튼하게 하는 바다 음식을 넉넉히 먹도록 한다.

3) 십년

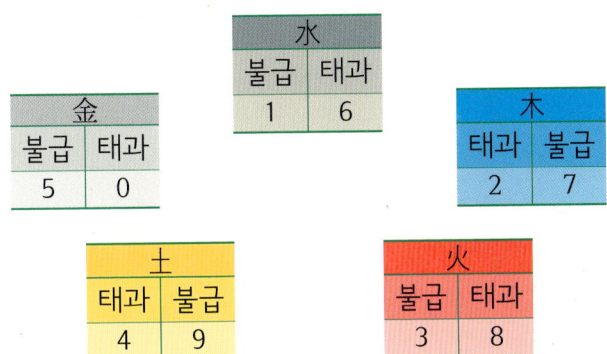

십 년을 오행으로 나눠 보기도 한다. 오행이 천지에 미치는 영향이 강한 해를 태과(太過)의 해라고 하고, 약하게 영향을 미치면 불급(不及)의 해라고 한다. 즉 목태과(木太過) 해는 일 년 간 목기가 강하게 지배하고, 목불급(木不及)의 해에는 일 년 동안 목기가 지배를 하기는 하지만 그 힘이 미약하다는 것이다.

위 표에 있는 대로 한 해는 태과이고, 그다음 해는 불급이 된다. 예를 들어 2001년에는 수불급이고, 2002년은 목태과가 된다.

10년 중에 木이 오는 해는 5년에 한 번씩 두 번 온다. 한 번은 태과로, 한 번은 불급으로 들어온다. 그래서 목태과의 해나 목불급의 해는 10년에 한 번씩 오는 것을 알 수 있다.

목태과나 목불급의 해에는 지구에 목기가 왕성해지고 인체는 목기가 많이 필요하게 된다. 따라서 자연은 곡식 중에 팥이나 밀을 잘 자라게 하고, 포도나 딸기 처럼 신 과일이 잘 자라게 한다. 특히 木이 오는 해 봄에는 신맛이 더 많이 필요해진다.

화태과(火太過)의 해에는 나무에 꽃이 많이 피고, 반대로 가을에 열매는 부실해진다. 그래서 농부는 부지런히 꽃을 솎아내야 가을에 수확을 좋게 할 수 있다. 사람은 화기에 해당하는 심장과 소장의 힘을 저절로 많이 쓰게 되므로 약해져서 쓴맛의 음식이 맛있어진다. 화불급의 해는 힘이 약하게 작용한다.

토태과(土太過)의 해는 매번 서기로 끝자리가 '4'가 오는 해이다. 이때는 습도가 무척 높기 때문에 선풍기나 에어컨이 잘 팔리게 된다. 평소에 토기에 해당하는 비장·위장이 건강하지 못한 사람은 그 지배부위인 입이나 무릎에 병이 심해지므로 단맛의 음식을 많이 먹어야 한다. 토불급의 해는 심하지 않다.

겨울이 몹시 춥고 긴 것은 수태과나 수불급의 때이다. 불급인 '1'이 오는 해보다 태과인 '6'이 오는 해가 水 기운이 더 강하다. 이런 겨울에는 난방용품이 잘 팔리게 된다. 장사하는 사람은 미리 판매 준비를 해둬야 한다. 인체는 수기에 해당하는 신장·방광의 기를 많이 쓰므로 약해지기 쉬우니까 짠맛의 음식을 넉넉히 먹도록 한다. 그래야 수기가 지배하는 귀와 뼈와 발목과 허리의 병이 생기는 것을 막을 수 있다.

4) 일생

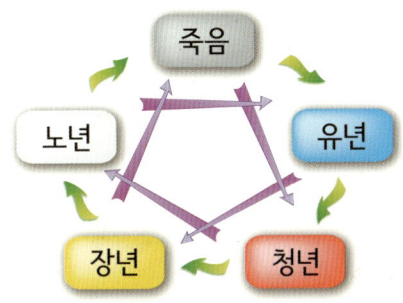

인간의 일생을 오행으로 나누어 본다.

목기의 때는 유년기 · 화기의 때는 청년기 · 토기의 때는 장년기 · 금기의 때는 노년기 · 수기의 때는 죽음과 태아로 구분한다.

✤ 유년

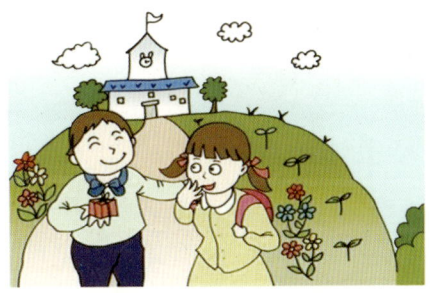

木의 시기는 출생을 해서 생식 능력을 갖기 전까지를 말한다. 성격은 희망적이고 착하고 순진한 면이 있다. 육체는 발육이 왕성한 시기로 일생 중에서 성장이 제일 빠를 때이다.

인체는 목기가 많이 필요해서 신맛의 음식을 좋아한다.

✤ 청년

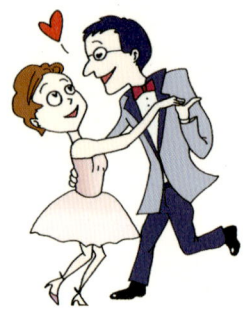

火의 시기는 청년기로 생식능력이 생기고 남녀가 사랑을 찾는 시기이다. 이때는 불처럼 정열적이고 용감해져서 겁 없이 돌진하기도 하고 모험을 두려워하지 않는다.

인체는 화기를 많이 필요로 해서 쓴 음식이 먹고 싶어진다.

✤ 장년

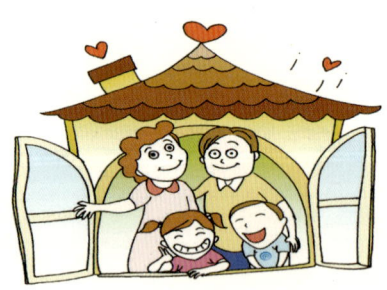

土의 시기는 장년기로 결혼하여 자식을 낳고 한 가정을 꾸려 나가게 된다. 정신이나 환경이 땅처럼 안정을 찾아 자녀를 알뜰히 보살펴 성인이 되게 할 의무가 있는 때이다.

인체는 토기에 영양을 공급하는 단맛의 음식을 좋아하게 된다.

✤ 노년

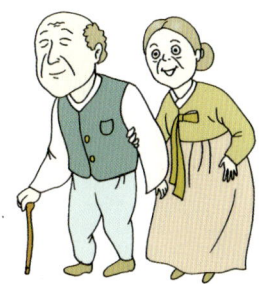

金에 해당하는 노년기는 자식을 낳아 키우고 출가시키느라 온 힘이 다 빠져 쉬고 싶어진다. 인체는 금기가 약해지지 않게 매운 음식을 충분히 먹어야 한다. 나이가 많아질수록 수기 또한 약해져 뼈가 상하고 귀가 어두워지니 짠 것도 함께 먹어야 한다.

✤ 죽음

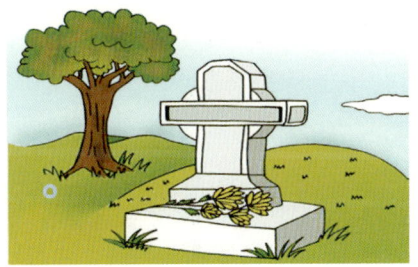

水에 해당하는 때는 일생을 마치고 묏자리로 들어가는 시기이다. 다음 생에 나올 준비를 하는 과정이다. 겨울에 식물이 씨앗으로 있고, 나무는 앙상한 가지만 남아서 죽은 것 같지만 봄이 되어 새로운 생명이 생겨나는 것과 같다.

5) 식물

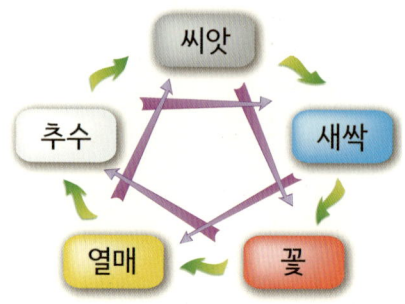

식물도 계절의 변화와 같이 오행으로 구분한다.

싹이 트면 木 · 꽃이 피면 火 · 열매가 열리면 土 · 열매가 익으면 金 · 씨앗은 水로 나눈다.

✤ 새싹

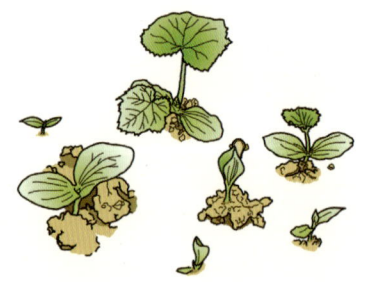

따스한 봄이 되면 겨우내 땅속에 묻혀있던 씨앗들도 곳곳에서 흙을 뚫고 싹을 틔운다. 바짝 말라있던 나무에도 물이 오르고 연둣빛의 잎이 피기 시작한다.

✤ 꽃

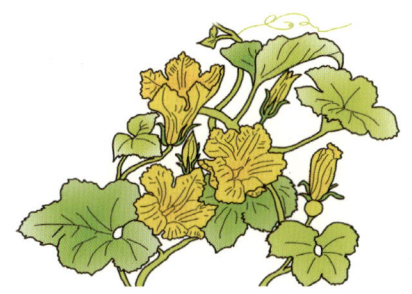

여름에는 꽃이 활짝 피어서 벌과 나비를 불러 꿀을 주고, 꽃의 암수를 이동하여 열매를 맺기 위한 준비를 한다. 사람이 연애할 때와 같다.

✤ 열매

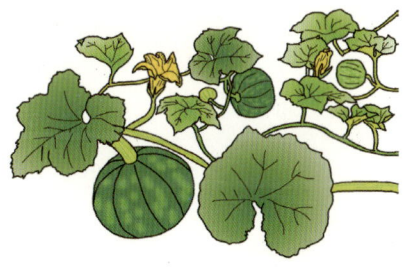

장하에는 무더워져 맺은 열매가 잘 익도록 도와준다. 충분히 더운 열기를 받아야 모든 곡식이나 과일이 크게 잘 자라고 제맛을 낼 수 있게 된다.

✤ 거둠

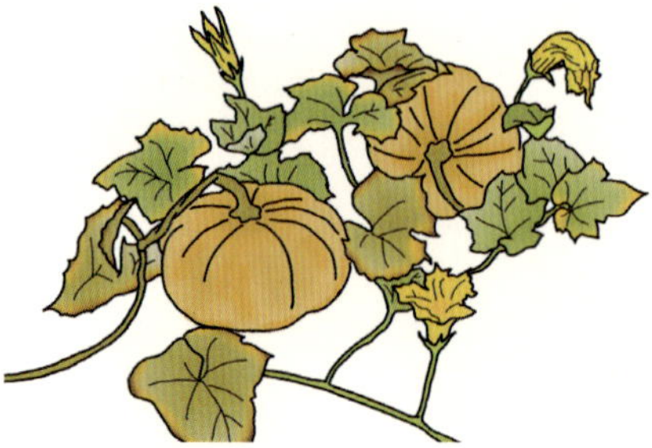

가을에는 농작물을 거두어 들이는 시기로 낙엽이 지고 열매만이 남는다. 곡식은 무르익고 과실은 풍성해서 겨우내 먹을 것을 충분히 저장하게 도와준다.

✤ 씨앗

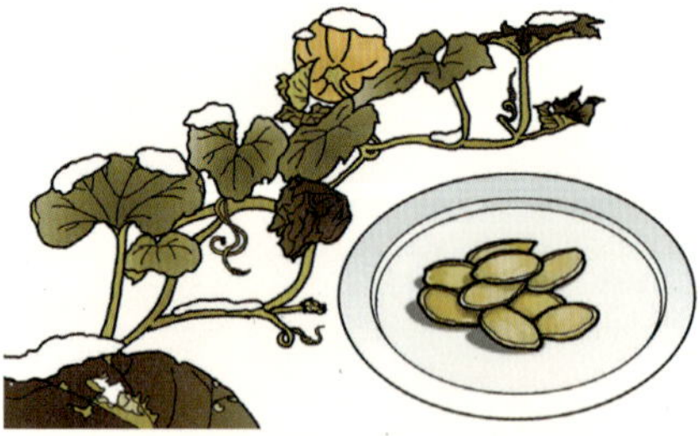

겨울에는 씨앗으로 남아 이듬해 봄에 싹을 틔우기 위해 보관된다. 겨울이 너무 추워서 죽은 것 같아도 씨앗은 절대 얼어 죽지를 않고 살아서 숨 쉬다가 봄에 싹을 틔운다.

6) 색깔

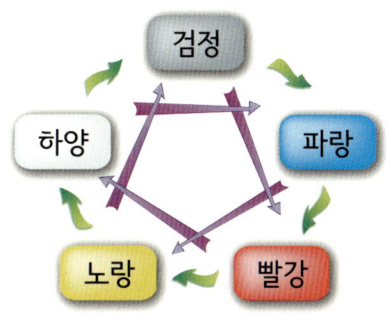

색깔도 오행으로 구분해 본다. 파란색은 木·빨간색은 火·노란색은 土·흰색은 金·검은색은 水이다.

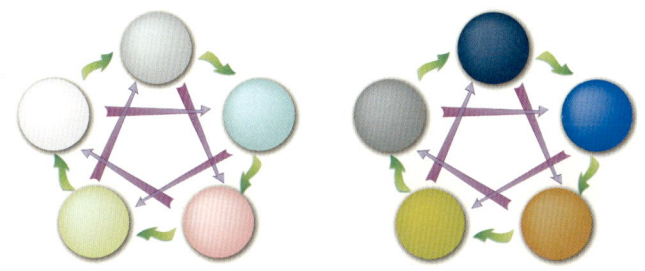

색을 오행으로 분류할 때도 변수가 작용한다. 군청색은 목기가 많은 것이고, 하늘색이 밝으면 금기가 섞여 있다고 한다. 비율이 높은 쪽으로 말하면 된다. 이처럼 색을 대비해서 오행을 구분 지어야 한다. 회색을 표현할 때 옅은 회색은 金이라 하고, 진한 회색은 水라고 표현하는 것이 좋다. 초록색도 진녹색은 木이지만 노란색이 많이 들어 있는 연두색은 土라고 할 수 있다. 분홍 역시 진분홍은 火고, 연분홍은 金이다.

쉬어가기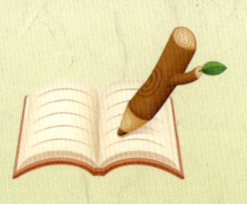

1. 부드러운 기운은 오행 중 어디에 속하나?
   ① 목기 ② 토기 ③ 금기 ④ 화기

2. 오행의 상생을 바르게 설명한 것은?
   ① 목생토 ② 수생금 ③ 금생수 ④ 화생수

3. 오행에서 상극을 잘못 설명한 것은?
   ① 화극금 ② 토극수 ③ 금극목 ④ 목극금

4. 오행에서 하루 중 수기에 해당되는 때는?
   ① 새벽 ② 한낮 ③ 저녁 ④ 밤중

5. 오행에서 금기의 계절은 언제인가?
   ① 가을 ② 여름 ③ 봄 ④ 장하

6. 일 년 중에 습도가 높은 토기의 계절은?
   ① 겨울 ② 여름 ③ 가을 ④ 장하

7. 인간의 일생에서 노년기는 어느 기운에 속하나?
   ① 화기 ② 토기 ③ 금기 ④ 수기

8. 오행이 균형을 이루면 무엇이 되었다고 하나?
   ① 상중(中) ② 상화(火) ③ 상생(生) ④ 상화(和)

9. 다음에서 화기에 해당하지 않는 것은?
   ① 씨앗 ② 여름 ③ 꽃 ④ 아침

10. 식물이 씨앗으로 있는 때는?
    ① 수기 ② 토기 ③ 화기 ④ 목기

11. 화태과의 해는 몇 년에 한 번 오는가?
    ① 5년 ② 10년 ③ 3년 ④ 1년

12. 오행의 색깔에서 목기에 해당하지 않는 색은?
    ① 초록색 ② 하늘색 ③ 흰색 ④ 남색

13. 색깔에서 금기와 가까운 색은?
    ① 노란색 ② 자주색 ③ 연회색 ④ 검정색

14. 다음에서 뜨거운 기운은?
    ① 흰색 ② 새벽 ③ 겨울 ④ 청년기

15. 오행에서 음기가 가장 강한 것은?
    ① 목기 ② 수기 ③ 토기 ④ 금기

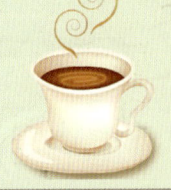

정답	1	2	3	4	5	6	7	8	9	10	11	12	13	14	15
	1	3	4	4	1	4	3	4	1	1	2	3	3	4	2

3

육장 육부

육 장 육부의 뜻

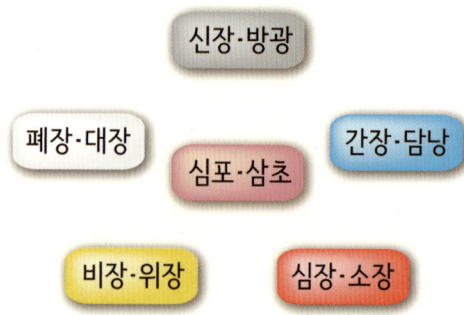

육기(六氣)란 오행에 상화가 더해진 기운이다. 인체 장부의 크기를 견주어 보는 체질분류법에 쓰인다. 육장은 음의 장기로 흡수하고 저장하는 기능을 담당하고, 육부는 양의 장기라 하여 저장한 것의 소비와 배설을 맡아 일을 한다.

✱ 간장과 담낭이 크면 목기(木氣)체질이라고 한다.

✱ 심장과 소장이 크면 화기(火氣)체질이라고 한다.

✱ 비장과 위장이 크면 토기(土氣)체질이라고 한다.

✱ 폐장과 대장이 크면 금기(金氣)체질이라고 한다.

✱ 신장과 방광이 크면 수기(水氣)체질이라고 한다.

✱ 심포장과 삼초부가 크면 상화기(相火氣)체질이라고 한다.

― 인체의 장기 ―

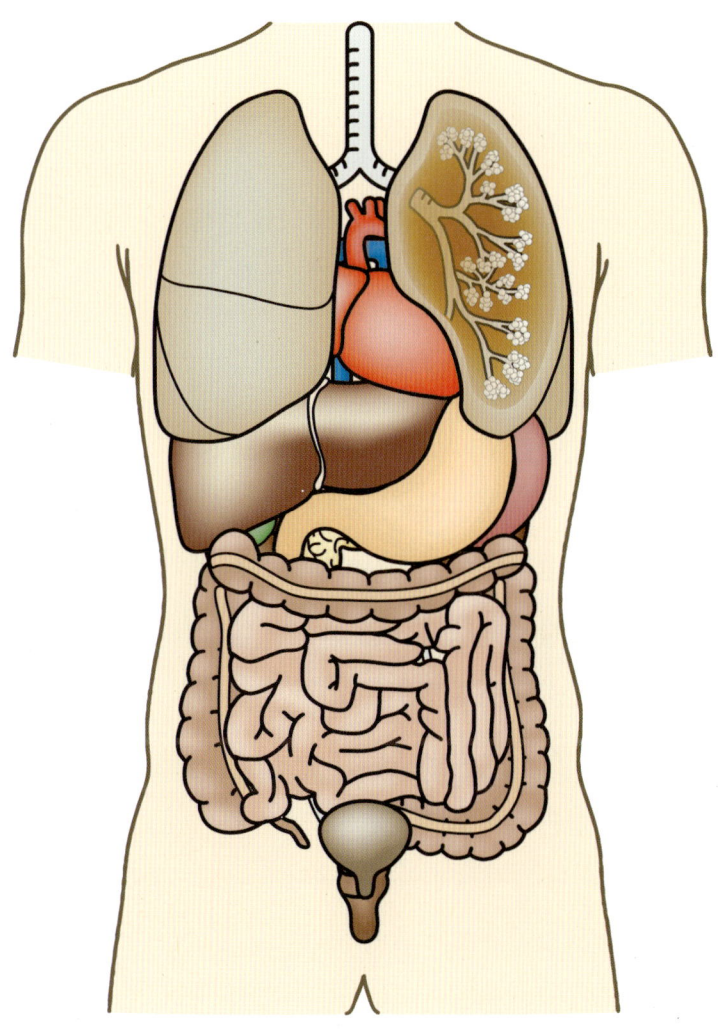

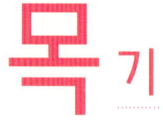

목기(木氣)는 장부 중에서 간장과 담낭을 말한다.
목기가 약해지면 다음과 같은 증상이 생긴다.

✱ 긴장이 잘 된다.
✱ 결벽증이 생긴다.
✱ 욕을 하고 소리를 지른다.
✱ 신맛이나 고소한 맛을 좋아하게 된다.
✱ 한숨을 쉰다.
✱ 눈이 피곤하고 침침해진다.
✱ 목소리가 쉬거나 안 나온다.
✱ 근육이 결리고 땅긴다.
✱ 고관절이나 발가락에 이상이 온다.
✱ 손톱과 발톱이 두껍고 줄이 생긴다.
✱ 소화력이 떨어진다.
✱ 이를 갈고 잠꼬대를 한다.

1) 간장

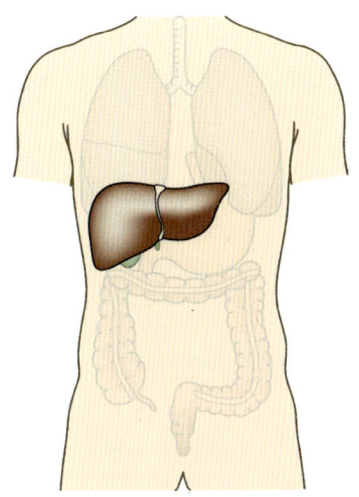

　간장(肝臟)은 뱃속 오른쪽의 횡격막 바로 밑에 있고 몸의 50분의 1 정도의 크기다. 피를 머금어서 검붉은 색이다.
　500가지가 넘는 일을 하는데 그중에 지방 소화를 돕는 소화액을 만들어 담낭에 저장하기도 한다. 독성물질을 해독하고 세균을 죽여서 배설을 시킨다. 또 소장에서 보내는 영양소를 간에서 다양한 형태로 바꾸고 합성해서 저장했다가 몸에 필요한 에너지를 만든다.
　간은 절반 가까이 손상되어도 별다른 증상이 나타나지 않을 수 있다. 그래서 간 기능에 이상이 온 것을 알게 될 때는 회복하지 못할 상태일 수 있으므로 건강할 때 잘 관리해야 한다. 독성이 있는 음식이나 약물을 섭취했을 때 해독을 위해서 신장과 함께 치명적인 손상을 입기도 한다.

2) 담낭

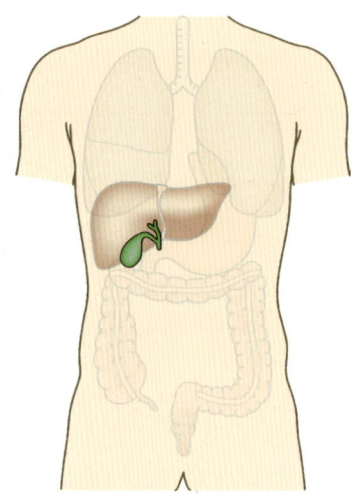

담낭(膽囊)은 쓸개주머니를 말한다. 간장 밑에 있는 푸른 빛깔의 가지 모양이며 8㎝ 정도의 얇은 막으로 된 주머니이다.

간에서 만들어진 쓸개즙은 담낭에서 농축시켜 저장해 둔다. 매우 쓴맛의 쓸개즙은 풀잎을 찧은 것처럼 초록색을 띄고 있고, 주로 지방의 소화를 돕는다. 위장에 있던 음식물이 십이지장에 도달하면 쓸개는 수축 작용으로 담즙을 분비해서 췌장액과 함께 음식물을 소화시킨다.

만약 쓸개를 잘라내 버렸다면 위장과 십이지장, 췌장이 모두 무리를 하게 된다. 그러므로 어떤 방법으로 수술을 했던, 제거되면 반드시 평생 소식을 해야 한다. 그리고 단맛의 음식을 많이 먹어서 위장 기능을 강화시켜야 췌장을 보호할 수 있다.

화기

화기(火氣)는 장부 중에서 심장과 소장을 말한다.
화기가 약해지면 다음과 같은 증상이 생긴다.

✽ 지나치게 웃는다.
✽ 건방지고 충동적이 된다.
✽ 쉽게 놀란다.
✽ 쓴맛이나 불내나 탄내를 좋아한다.
✽ 혀가 아프고 갈라진다.
✽ 딸꾹질을 한다.
✽ 팔꿈치가 아파진다.
✽ 땀이 많아진다.
✽ 날숨이 짧아진다.
✽ 임신이 잘 안된다
✽ 하혈을 한다.
✽ 말을 더듬는다.

1) 심장

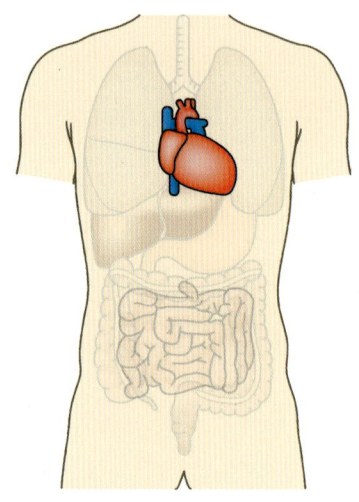

 심장(心臟)은 염통이라고도 한다. 가슴 가운데서 약간 왼편으로 치우쳐 횡격막 위에 있다. 복숭아 모양을 하고 주먹보다 약간 크며 근육질로 되어 있다. 심장은 오른쪽과 왼쪽으로 나뉜다. 각각에 심방과 심실이 있고, 각 부분 사이에는 심장판막이 있어서 피가 거꾸로 흐르는 것을 막아 준다.
 피는 심장에 모였다가 다시 폐에서 신선한 산소를 공급받아 영양분을 싣고 동맥을 통해 온몸의 구석구석으로 보내진다. 이때 심장 근육의 주기적인 수축과 이완에 의해 펌프질하는 것과 같은 운동을 일분에 60~80회 정도 한다.
 정맥은 온몸을 돌아다닌 더러워진 피를 심장으로 되돌리는 혈관이다. 동맥은 심장에서 나온 산소가 풍부해 깨끗해진 피를, 머리를 포함해서 전신으로 보낸다.

2) 소장

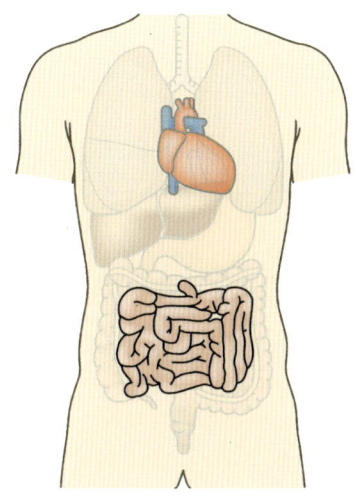

 소장(小腸)은 작은창자로 위장과 십이지장 밑에 있는 공장과 맹장 전의 회장까지를 말한다. 길이는 약 6.5미터 정도이며, 대장의 3배가량이다.
 소장의 안쪽 벽에는 감지 세포가 있어서 소장으로 들어온 음식 성분을 감지한다. 단백질이 많은 음식이 들어오면 단백질 분해 효소가 있는 이자액의 분비가 증가한다. 지방이 많은 음식이면 지방 소화를 돕는 쓸개즙을 더 분비하게 된다.
 몸에 해로운 물질이나 세균이 침입하면 많은 양의 장액을 한꺼번에 분비해서 해로운 것을 떠내려 보낸다. 그래서 상한 음식을 먹었을 때 묽은 변인 설사를 일으켜 배설시킨다.

 십이지장은 위장과 함께 토기가 지배하는 것으로 본다.

토기

토기(土氣)는 육장육부 중에서 비장과 위장을 말한다.
토기가 약해지면 다음과 같은 증상이 생긴다.

* 의심이 많아진다.
* 눕고 싶고 게을러진다.
* 공상과 망상을 한다.
* 단맛이나 향내 나는 음식을 좋아한다.
* 입 냄새가 나고 트림을 한다.
* 입술이나 입안이 헌다.
* 살이 쑤시고 아파진다.
* 무릎이나 대퇴부에 문제가 생긴다.
* 개기름이 심해진다.
* 여드름이 생긴다.
* 혈당이 높아진다.
* 과식을 하게 된다.

1) 비장

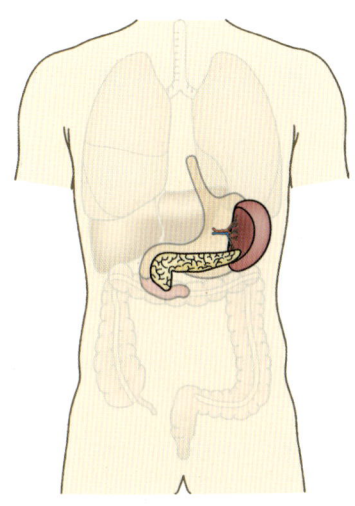

비장(脾臟)은 지라를 말한다. 위장의 뒤쪽에 있고, 배 안의 왼쪽 위 횡격막에 접해 있으며, 배 뒤 가까이에 있다. 둥그스름한 모양으로 안쪽은 해면처럼 생기고 임파선과 비슷한 구조의 림프기관이다. 길이는 12㎝, 폭은 7㎝며 무게는 120~200g 정도이다. 세균을 제거하고 상처의 치유를 돕기도 한다. 노화된 적혈구를 파괴하고 림프구와 백혈구를 생산하며 혈액을 저장한다.

췌장은 다른 말로 이자라고한다. 위장 뒤쪽에 있고 회색빛깔의 납작한 고구마처럼 생겼다. 길이는 12~20㎝이고, 무게는 70~120g이다. 단백질과 지방과 탄수화물을 분해해서 소화시키는 효소와 인슐린이라는 호르몬을 분비한다. 인슐린 분비에 이상이 오면 혈액 안에 적절한 양의 포도당을 유지시키지 못한다.

2) 위장

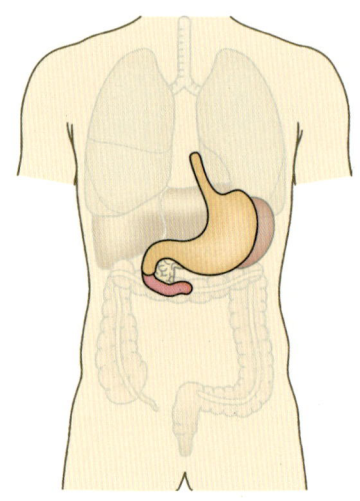

　위장(胃臟)은 식도를 통해 들어온 음식물을 받아들인다. 음식물을 일차로 소화시키는 곳으로 조그만 자루 모양이다. 색과 냄새가 없는 투명한 위액을 위벽에서 분비해 음식물을 산성화 시키고, 단백질 효소를 만들어 소장으로 보낸다.
　위장의 점막은 내벽에서 분비되는 뮤신이라는 점액 때문에 강한 산성인 위액에 잘 견딜 수 있다. 그렇지만 정신적 긴장이나 수면 부족에 의해서는 소화력이 약해지고 위벽이 헐기도 한다.

　위장과 소장 사이에 있는 십이지장은 위장에 있는 음식물을 유문을 통해 조금씩 받아들여서, 담낭과 췌장에서 보내준 담즙과 췌장액으로 소화작용을 한다. 위장과 십이지장을 통과한 음식물은 소장의 공장으로 전해진다.

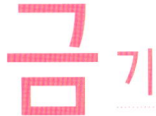 금기

금기(金氣)에 해당하는 장기는 폐장과 대장이다.
금기가 약해지면 다음과 같은 증상이 생긴다.

* 수다스럽다.
* 눈물이 많아진다.
* 동정심이 지나치다.
* 매운맛이나 비린내나 박하맛을 좋아한다.
* 코가 막히거나 콧물이 난다.
* 기침이나 재채기를 한다.
* 피부가 붉어지고 가려워진다.
* 손목 힘이 약하고 통증이 생긴다.
* 배꼽 부위가 아프고 차가워진다.
* 설사를 자주 한다.
* 항문에 이상을 일으킨다.
* 맹장에 염증이 생긴다.

1) 폐장

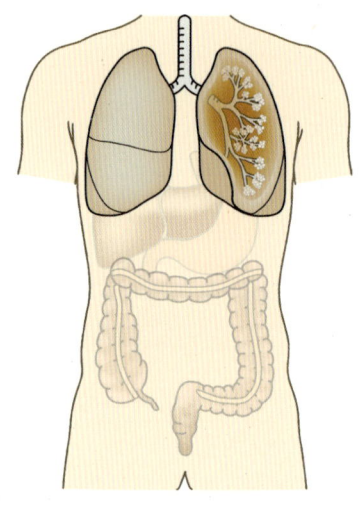

　폐장(肺臟)은 허파라고도 한다. 스펀지처럼 부드럽고 분홍색을 띠었다. 갈비뼈로 둘러 싸여 보호받고 있으며 횡격막 위의 가슴 양쪽에 한 개씩 있다.
　폐는 코와 기도를 통해 들어온 산소를 받아들이고 이산화탄소를 몸 밖으로 내보낸다. 폐 속에는 허파꽈리인 작은 공기 주머니가 잔뜩 매달려 있으며 기도를 덮는 점막에는 수백만 개의 섬모가 돋아나 있다. 그 섬모는 물결치듯 움직여서 점액과 미생물과 먼지 등을 기관으로 밀어 보내 기침을 할 때 배출되도록 해준다.
　외부의 공기가 코를 통해 들어올 때 차가운 공기는 덥히고, 먼지도 걸러주면 폐의 손상을 막을 수 있다. 등이 서늘하고 폐가 추워지면 기침이 나고, 폐에 물이 생기거나 피를 토하기도 한다. 이런 상황에서 제일 먼저 해야 할 일은 뜨겁게 하는 것이다.

2) 대장

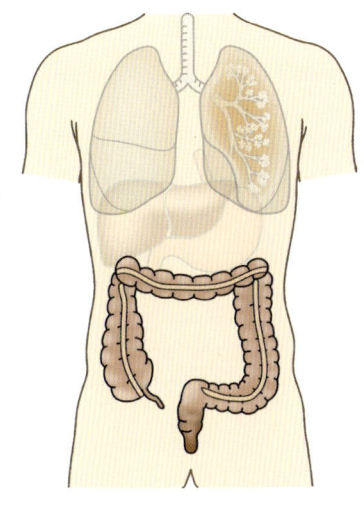

　대장(大腸)은 소화관의 마지막 부분인 큰창자이다. 소장의 끝인 회장 다음에 있는 맹장에서부터 시작한다. 소장의 주위를 빙 돌아서 항문에 이르는 긴 소화기관으로 소장보다는 굵고 짧다. 맹장과 오름창자·가로창자·내림창자와 구불창자·곧창자로 나뉜다. 곧창자는 길이가 약 12㎝이며, 배변을 하지 않을 때는 속이 깨끗하게 비어 있어야 한다.

　소장에서 소화되고 남은 음식물은 대장벽을 통해서 수분을 빨아들이고, 음식물 찌꺼기를 단단하게 만든다. 이 찌꺼기는 곧창자에 머물다가 항문을 통해서 밖으로 내 보내진다. 대변을 참으면 곧창자에 있는 변이 굳어지고 항문에 변형으로 치질이 생기기도 한다. 대장이 약하면 항문의 조임도 원활하지 못 해서 방귀를 뀌거나 하면 항문 주위가 축축해진다.

수기

수기(水氣)에 해당하는 장기는 신장과 방광이다.
수기가 약해지면 다음과 같은 증상이 생긴다.

❋ 엄살을 부린다.
❋ 훔치고 싶어진다.
❋ 궁상떨고 무서워한다.
❋ 짠맛이나 지린내나 고린내를 좋아한다.
❋ 귀가 가렵거나 진물이 생긴다.
❋ 하품을 자주 한다.
❋ 뼈가 약해진다.
❋ 발목이 약하고 종아리가 땅긴다.
❋ 머리카락이 빠진다.
❋ 허리가 결리고 아파진다.
❋ 손과 발이 차가워진다.
❋ 어지럼증이 생긴다.

1) 신장

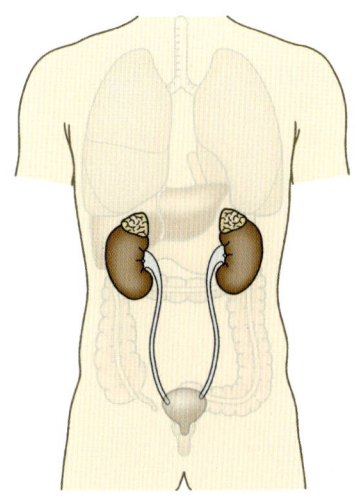

　신장(腎臟)은 강낭콩 모양이고 콩팥이라고도 한다. 배 뒤의 양쪽 옆구리에 하나씩 달려서 두 개가 있다. 콩팥은 두 개의 관으로 이루어져 있는데, 하나는 혈액이 흐르는 혈관이고, 다른 하나는 소변이 흐르는 관이다.
　신장은 몸 안의 혈액을 받아들여서 핏속에 있는 찌꺼기나 독소 같은 나쁜 물질을 뽑아내 방광으로 보낸다. 또한 몸에 염분 농도를 적절히 유지하게 조절하고, 적혈구를 만들어내며 호르몬도 분비한다.
　만약 소변을 억지로 참거나, 신장 기능이 제대로 안되면 혈액의 독소가 몸 안으로 퍼져 위험해진다. 콩팥이 약해지면 소변이 탁해지거나 지나치게 맑아진다. 냄새도 생선 썩은 것처럼 역하게 나고 콩팥이 있는 부위에 통증이 생긴다.

2) 방광

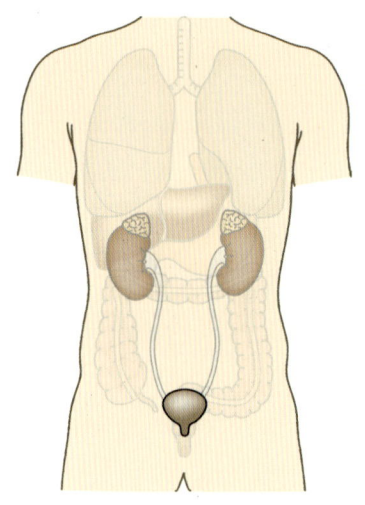

방광(膀胱)은 오줌주머니이다. 골반 안의 치골결합 뒤에 있으며 속 빈 주머니 같다. 남성은 곧창자 앞에 있고 요도가 20cm 정도이며, 여성은 질과 자궁 앞에 있고 요도가 4cm 정도로 짧다. 성인이 저장할 수 있는 소변의 양은 400~500cc 정도이다.

방광은 신장에서 만들어낸 오줌을 담아놓았다가 채워지면 요도를 통해 몸 밖으로 버린다. 건강한 방광은 소변량이 많아져서 풍선처럼 부풀어 오를 때 뇌의 신경자극에 의해 배출을 일으킨다. 방광이 약해지면 요도 주변의 조임근 기능이 떨어져서 요실금이 생기고, 방광에 소변이 별로 없어도 자주 보고 싶어진다. 특히 자다가 소변 때문에 잠을 설치게 된다. 방광기능이 떨어지고, 방광염이 자주 생기는 것은 음식이 지나치게 싱겁거나 엉덩이와 아랫배가 차가운 경우이다.

상 화기

상화기(相火氣)는 인체에서 심포장과 삼초부에 해당한다. 상화기가 약해지면 다음과 같은 증상이 생긴다.

* 의욕이 없다.
* 집중이 안 된다.
* 초조하고 예민해진다.
* 떫은맛이나 아린맛이나 담백하거나 생내를 좋아한다.
* 진저리를 자주 친다.
* 각종 호르몬 분비에 이상이 온다.
* 어깨관절이나 손에 문제가 생긴다.
* 임파선이 잘 붓는다.
* 꼬리뼈가 멍멍하고 아파진다.
* 열이 올랐다 내렸다 한다.
* 면역력이 떨어진다.
* 가슴이 답답해진다.

1) 심포

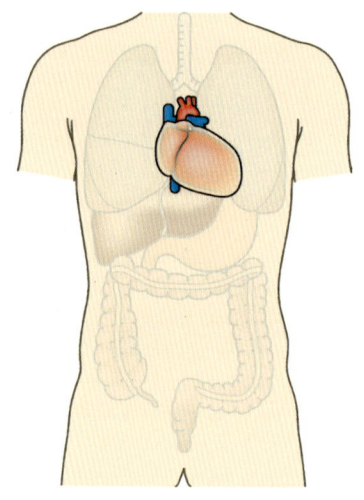

　심포(心包)는 심장을 싸고 있는 막이다. 심장의 바깥 막으로 기와 혈이 지나는 통로인 낙맥이 연결되어 있다. 심장을 보호하고 심장의 기능을 돕는 작용을 한다. 심장은 화기이고, 심포는 상화기로 둘 사이는 상당히 밀접한 관계가 있으며, 상화가 튼튼하면 면역력이 좋다. 심포가 병이 나면 손목의 혈관에서 상화가 약한 맥이 강하게 보인다. 그리고 양 젖꼭지 사이의 가슴 중앙 부위인 잔중이라는 침자리 주위가 멍멍하거나 조이는 통증이 생긴다.

　심포에서 발생하는 기는 젖꼭지 바깥쪽의 가슴에서 시작하여 팔의 안쪽을 타고 가운뎃손가락까지 간다. 심포가 약해지면 그 경락이 굳어지거나 차가워진다. 또 손톱 밑에 주름이 깊어지고, 심포경락을 따라 돌기가 생기기도 한다.

2) 삼초

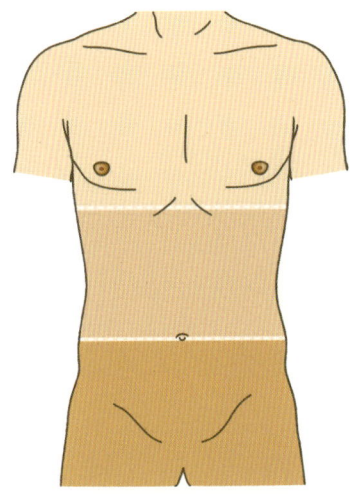

　삼초(三焦)는 세 부분으로 나누어 태운다는 뜻이 있다.
　상초는 목 밑에서 횡격막의 위까지이고, 중초는 횡격막과 배꼽 사이이며, 하초는 배꼽 아래쪽을 말한다.
　목에 있는 혈관에서 상화기가 약한 맥이 보이면 삼초에 이상이 온 것이다. 그 맥이 조금 나쁘다면 상초만 막히고, 아주 심하면 하초까지 막혀서 심각한 순환 장애가 일어난다.

　삼초에서 발생하는 기는 넷째 손가락에서 시작해서 팔 바깥쪽을 통과하여 눈썹과 머리카락 나는 중간쯤에서 끝이 난다. 체력이 떨어져서 진땀이 날 때도 이 나누어진 부분 중에 어디에서부터 진땀이 시작되는지를 자세히 살펴야 된다. 그것으로 삼초가 나쁜 정도를 알아볼 수 있기 때문이다.

쉬어가기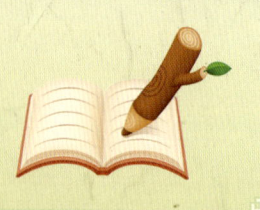

1. 다음에서 연결이 틀린 것은?
   ① 심소장 ② 간대장 ③ 신방광 ④ 심포삼초

2. 비장이 탈나면 이어서 병들기 쉬운 장기는?
   ① 방광 ② 심포 ③ 위장 ④ 폐장

3. 장부에서 폐와 짝을 이루는 장기는?
   ① 담낭 ② 비장 ③ 대장 ④ 신장

4. 육장육부에서 신장은 어느 기에 속하는가?
   ① 화기 ② 토기 ③ 금기 ④ 수기

5. 간장과 담낭이 크면 무슨 체질인가?
   ① 금기 ② 수기 ③ 목기 ④ 토기

6. 육기에서 화기에 해당하는 양의 장기는?
   ① 간장 ② 대장 ③ 소장 ④ 방광

7. 육기에서 면역력과 관련이 깊은 기운은?
   ① 화기 ② 토기 ③ 금기 ④ 상화기

8. 담낭에 있는 쓸개즙은 어디에서 만드는가?
   ① 위장 ② 간장 ③ 신장 ④ 삼초

9. 숨이 제일 먼저 들어오는 장기는?
   ① 소장 ② 위장 ③ 폐장 ④ 심장

10. 몸에서 제일 밑에 있는 장기는?
    ① 소장 ② 위장 ③ 방광 ④ 폐장

11. 우리 몸에서 제일 긴 장부는?
    ① 대장 ② 삼초 ③ 방광 ④ 소장

12. 췌장과 함께 음의 토기에 속하는 장기는?
    ① 비장 ② 간장 ③ 심장 ④ 대장

13. 상화기는 어느 장부와 제일 유사한가?
    ① 심장 ② 방광 ③ 담낭 ④ 대장

14. 설사하는 것과 거리가 먼 장부는?
    ① 위장 ② 심장 ③ 소장 ④ 대장

15. 맹장염은 무슨 장부가 약할 때 나타나나?
    ① 위장 ② 대장 ③ 방광 ④ 소장

정답	1	2	3	4	5	6	7	8	9	10	11	12	13	14	15
	2	3	3	4	3	3	4	2	3	3	4	1	1	2	2

4

육기체질 분류법

얼굴 모습

　육기체질분류는 한 개인의 육장육부 중에서 크고 작은 장부를 가려 보는 것이다. 그 분류는 여러 방법으로 확인할 수 있는데 먼저 얼굴 모습에서 차이를 살펴보기로 한다.

- ✽ 표준 : 타원형으로 귀 위와 귀 밑이 비슷하다.
- ✽ 목기 : 표준형보다 세로로 더 길다.
- ✽ 화기 : 귀 위가 귀 밑보다 가로로 넓다.
- ✽ 토기 : 표준형보다 세로로 짧고 동그랗다.
- ✽ 금기 : 표준형보다 세로로 짧고 네모졌다.
- ✽ 수기 : 귀 밑이 귀 위보다 가로로 넓다.
- ✽ 상화기 : 미릉골과 관자놀이가 발달되었다.

1) 표준 체질

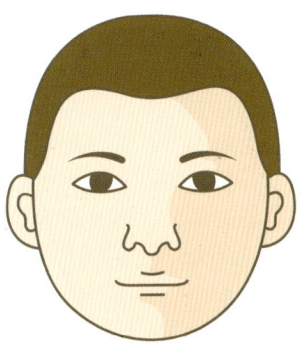

　표준(標準)체질의 얼굴 모습은 세로로 약간 긴 타원형이다. 많이 길거나 짧지도 않으면서, 동그랗거나 네모지지 않다. 귀를 중심으로 특별히 귀 위가 귀 밑보다 넓거나 좁지도 않은 얼굴이다. 표준체질의 얼굴을 보통 사람들은 예쁘다고 한다.

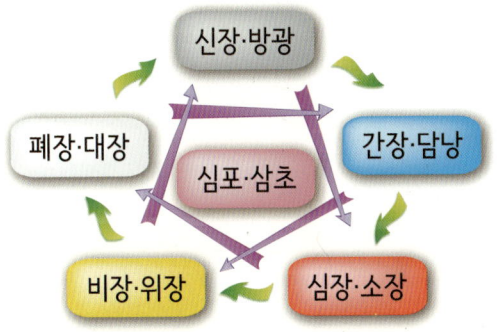

　표준체질의 사람은 육장과 육부 중에서 무엇 하나가 크거나 작지 않다. 여섯 개 장부의 크기가 비슷하고 그 힘도 비슷해서 균형을 이루고 있다. 적당한 생을 하거나 받으며, 적당히 극을 하고 당한다. 표준 체질을 가진 사람을 표준형이라고 한다.

2) 목기 체질

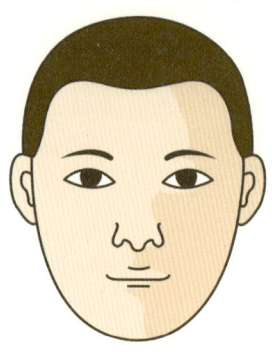

 목기(木氣)체질은 얼굴 모습이 표준형보다 세로로 길다. 세로로 길면 길수록 목기가 크다고 보는데 얼굴에 각이 뚜렷하지 않아야 한다. 앞에서 보면 길쭉하고 좁아 보여서 머리가 작은 것 같지만 옆면은 다른 체질보다 넓다.

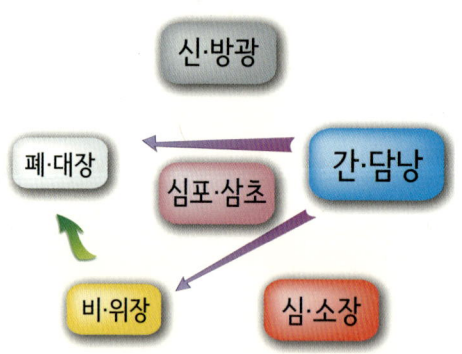

 목기체질의 사람은 간장과 담낭이 다른 장부보다 커서 지배부위의 기능도 좋다. 반대로 비·위장과 폐·대장이 작다.
 간·담낭이 커서 목기가 좋은 체질을 목형이라고도 한다.

3) 화기 체질

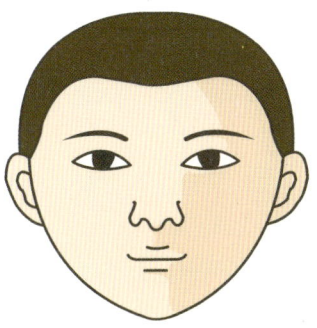

화기(火氣)체질은 얼굴 모습이 역삼각형이다. 이마가 위아래로 긴 것이 아니라 가로로 넓은 것이 중요한 점이다. 가령 턱이 뾰족하지 않아도 이마가 귀밑보다 가로로 넓으면 그 사람은 화기가 커서 강하다고 본다.

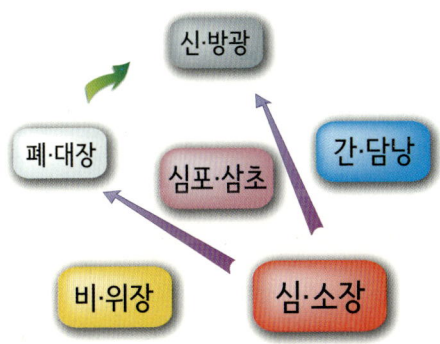

화기체질의 사람은 심장과 소장이 큰 반면에, 폐·대장과 신·방광이 작다.

화기가 제일 강하게 태어난 사람을 화형이라고도 한다.

4) 토기 체질

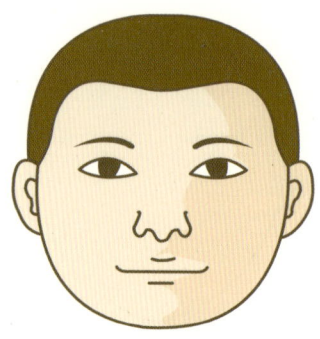

토기(土氣)체질은 표준체질보다 얼굴 길이가 세로로 짧고 동그란 감이 있다. 앞 모습이 동그랗고, 옆이나 위에서 봐도 동그란 사람이 대표적인 토형이다. 앞에서 보면 동그란데 옆모습은 동그랗지 않다면 토기가 덜 큰 사람이다.

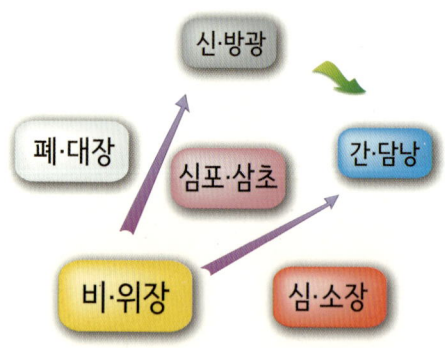

토기체질의 사람은 비장과 위장이 장부 중에서 제일 큰 반면에, 신·방광과 간·담낭이 작다.
토기가 좋아서 비·위장이 큰 사람을 토형이라고도 한다.

5) 금기 체질

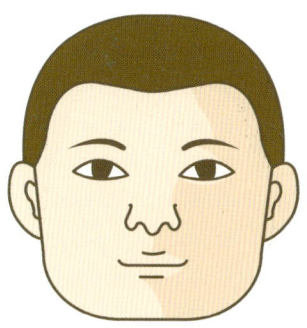

　금기(金氣)체질은 표준형보다 얼굴이 세로로 짧고 정사각형에 가까운 모습이다. 정사각형보다 세로로 길다 하더라도 각이 있으면 금기체질이다. 같은 금형이라 해도 가로로 넓은 사람이 세로로 긴 사람보다 금기가 더 세다.

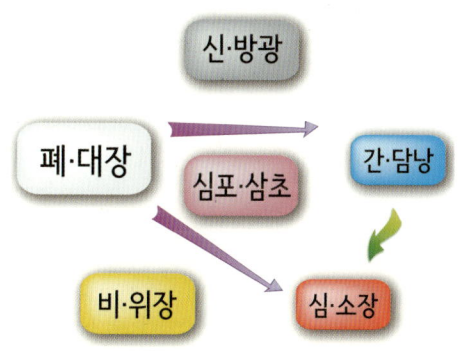

　금기체질의 사람은 폐장과 대장이 육장육부 중에서 가장 크고, 반대로 간·담낭과 심·소장이 작다.
　금기가 강한 체질의 사람을 금형이라고도 한다.

6) 수기 체질

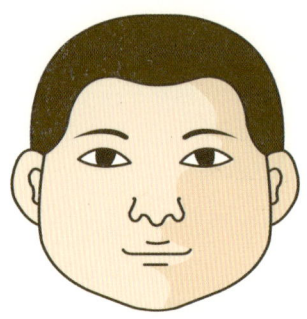

수기(水氣)체질은 화기와 반대로 얼굴 모습이 정삼각형에 가깝다. 귀 위와 밑을 비교하면 귀 밑이 가로로 넓다. 귀 밑이 가로로 넓으면 넓을수록 수기가 강한 것이다. 세로로 길면서 턱이 넓으면 수목형이고, 짧으면서 넓은 턱이면 금수형이다.

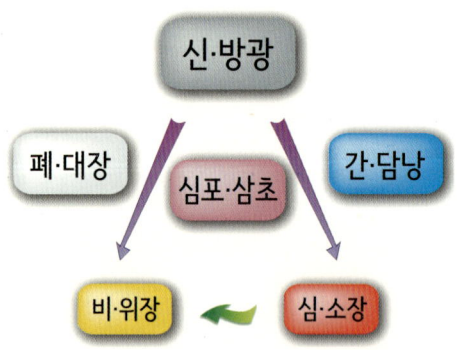

수기체질의 사람은 신장과 방광과 생식기가 큰 반면에, 심·소장과 비·위장이 작다.

수기가 강한 체질의 사람을 수형이라고도 한다.

7) 상화기 체질

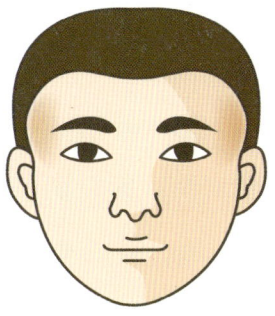

상화기(相火氣)체질은 눈썹이 진하거나 눈썹 있는 미릉골이 불쑥 튀어나와 있다. 또 눈썹이 끝나는 곳과 머리카락 사이의 관자놀이가 발달되었다. 상화기체질 사람 중에는 화기가 두 번째로 큰 경우가 많다.

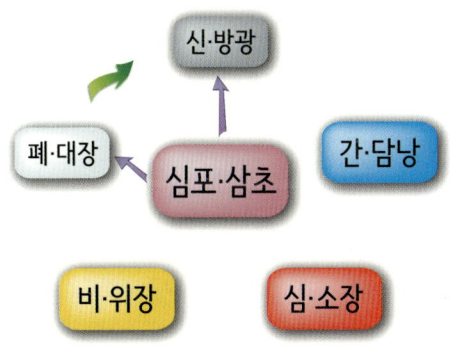

상화기체질의 사람은 심포장과 삼초부가 가장 크고, 제일 작은 장부는 폐·대장과 신·방광이다.

상화기체질을 심포·삼초가 큰 상화형이라고도 한다.

8) 목화기 체질

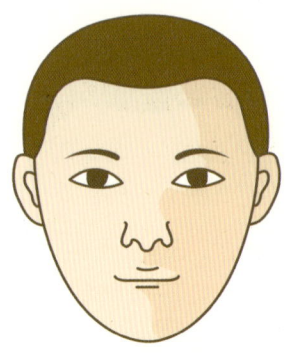

목화기(木火氣)체질은 얼굴이 길면서 귀 위보다 귀 밑이 좁다. 세로로 긴 느낌은 적고, 이마가 가로로 넓은 것이 우위라면 목화기체질인데 화기가 더 좋다고 한다. 그렇지만 火木형이라 하지 않고, 木火형이라고 말한다.

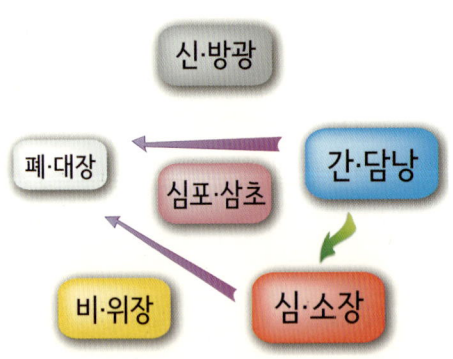

목화기체질의 사람은 간·담낭과 심·소장이 크고, 폐·대장이 제일 작다.

간·담낭과 심·소장이 함께 큰 사람을 목화형이라고도 한다.

9) 화토기 체질

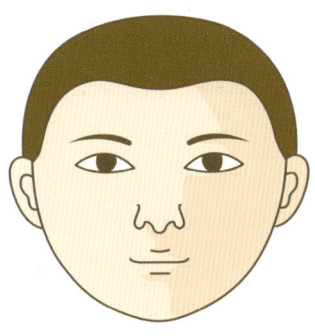

화토기(火土氣)체질은 얼굴이 세로로 짧으면서 동그랗다. 화형과 같이 귀밑보다 귀 위가 가로로 넓다.

이마가 가로로 넓으면서 전체적으로 둥근 모습이다.

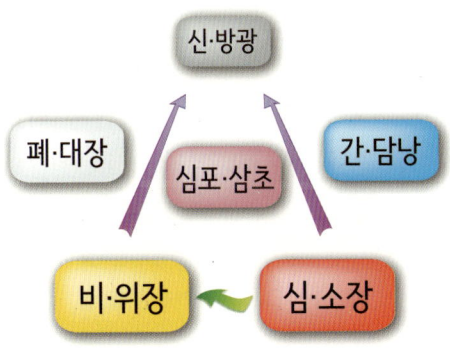

화토기체질의 사람은 심·소장과 비·위장이 크고, 신·방광이 제일 작다.

화기와 토기가 함께 강한 사람을 화토형이라고도 한다.

10) 토금기 체질

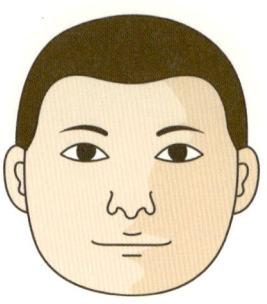

토금기(土金氣)체질은 얼굴이 동그라면서 턱이 넓다. 네모진 감이 더 강하면 금기가 좋은 토금형이다.

동그라면서도 네모져 있다.

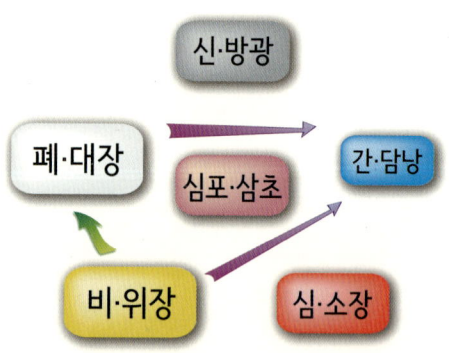

토금기체질은 비·위장과 폐·대장이 가장 큰 반면에, 간·담낭이 제일 작다.

토기와 금기가 큰 체질의 사람을 토금형이라고도 한다.

11) 금수기 체질

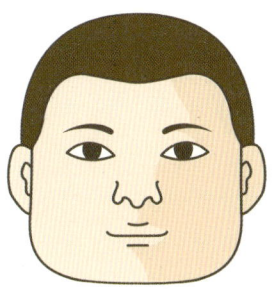

금수기(金水氣)체질은 얼굴이 세로로 짧고 넓으면서 턱 뼈가 크다. 귀 위와 귀 밑을 비교해 보면 수형처럼 귀위가 좁다.

네모져 있으면서 가로로 귀밑이 넓다.

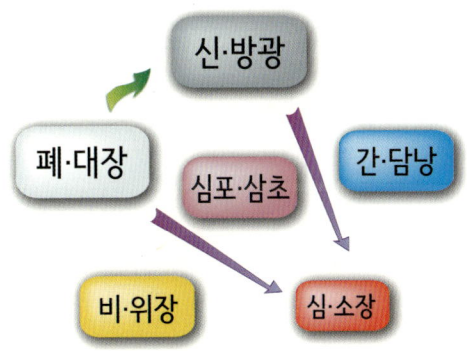

금수기체질은 육장육부 중에서 폐·대장과 신·방광이 크고, 심·소장이 제일 작다.

금수기체질의 사람을 금수형이라고도 한다.

12) 수목기 체질

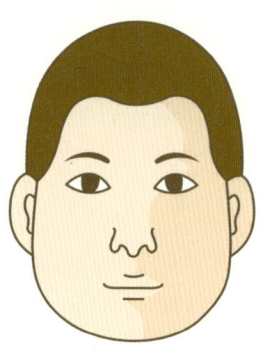

수목기(水木氣)체질은 수형과 같이 귀 밑에 턱 쪽이 귀 위보다 넓으면서 목형과 같이 세로로 길다.

얼굴이 길면서 턱이 넓다.

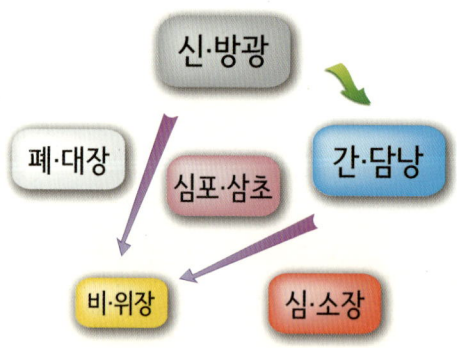

수목기체질은 신·방광과 간·담낭이 크고, 비·위장이 가장 작은 체질이다.

수목기체질의 사람을 수목형이라고도 한다.

몸과 손의 모습

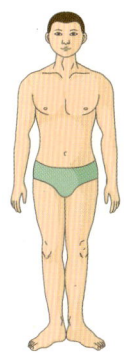

얼굴로 체질을 구분한 것처럼 몸과 손발의 모습으로 분류하기도 한다. 구분할 때는 선천적인 상태를 기준으로 한다. 살이 찌거나 마르거나 성형수술해서 후천적으로 변한 모습을 가지고 체질을 논하지 않는다. 표준형은 특별할 것이 없다.

 몸무게와 키가 같다면 목형이든, 화형이든, 토형이든 간에 내장의 전체 무게는 비슷하다고 본다. 목기가 강한 사람은 간·담낭이 다른 사람보다 커서 위치해 있는 곳도 자리를 크게 차지하고 있다. 그래서 간과 쓸개가 있는 부분이 불룩하다. 화기가 강한 사람은 심장 있는 가슴이 두툼하다. 토기가 강한 사람은 비·위장이 크므로 위장이 있는 명치에서 배꼽 사이가 넓다.

 손가락에서도 제각각 특징을 보인다.

1) 목기 체질

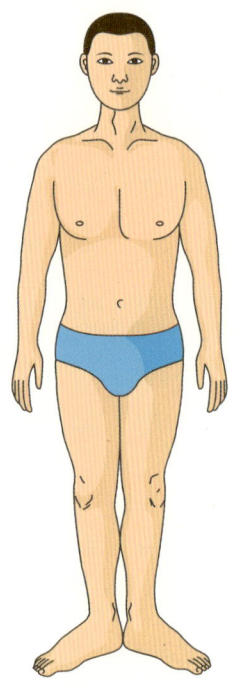

　목기체질은 얼굴과 목이 다른 체질보다 길다. 그리고 상체가 긴 반면에 다리는 짧다. 어깨가 좁고 상체의 앞뒤가 두꺼워서 몸을 둘러보면 원통형처럼 생긴 모습이다.
　목형은 간과 담낭이 커서 그 위치한 곳이 튀어나와있다. 목기가 좋은 만큼 토기가 약해서 비·위장이 있는 명치에서 배꼽 사이는 짧다. 또한 폐·대장이 작아서 갈비뼈도 짧다.

　손 전체가 길쭉하고 손가락도 가늘고 길다.

2) 화기 체질

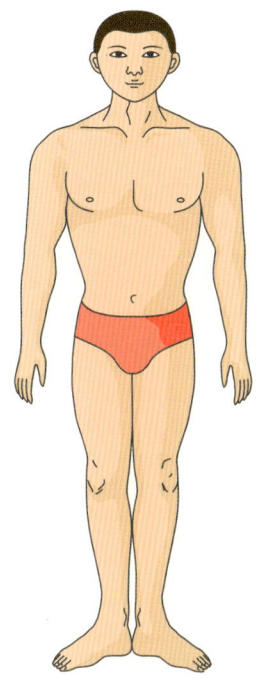

 화기체질은 명치 위의 앞과 뒤가 불룩하며 가슴둘레가 크다. 심장이 위치해 있는 가슴은 크고, 배꼽 밑의 하반신은 작다. 목은 목기체질과 비슷하게 긴 편이다.
 화형은 얼굴 모습이 역삼각형인 것처럼 몸도 역삼각형에 가깝다. 옷을 한 벌 사서 입어보면 치수가 같은데도 불구하고, 상의는 꽉 끼고 하의는 헐렁한 상태가 된다.

 손가락 끝 쪽은 뾰족하고, 손 전체가 두툼하다.

3) 토기 체질

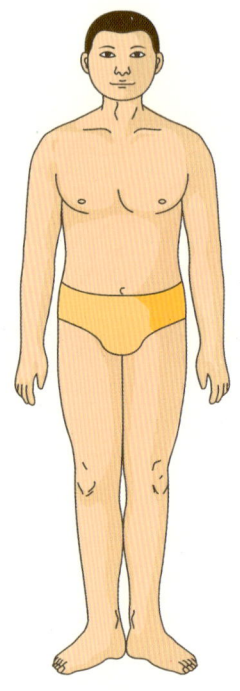

　토기체질은 몸통이 둥그스름하고, 상체가 짧으며 다리는 상대적으로 길다. 비·위장이 크기 때문에 명치와 배꼽 사이가 길어서 배꼽이 밑으로 내려와 있다.
　토형은 다른 체질보다 허리가 제일 잘록하다. 그래서 얼굴이 동글동글한 사람의 뒷모습을 보면 늘씬하게 쭉 빠졌다고 한다.
　가운뎃손가락에서 손목 부위까지가 전체적으로 짧아 몽땅하게 생겼다.

4) 금기 체질

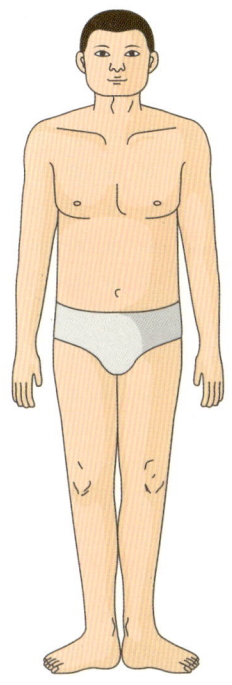

 금기체질은 목이 짧고, 폐가 커서 폐를 싸고 있는 갈비뼈가 허리 부위까지 길게 뻗어 있다.
 금형은 어깨가 넓으며 허리는 잘록하지 않다. 또한 어깨가 넓은 만큼 목형이나 화형에 비해 가슴의 앞뒤가 납작해서 엎드리면 등이 네모지고 판판하다.

 손가락 끝은 뭉툭하고, 손의 전체적인 모습은 사각처럼 보인다.

5) 수기 체질

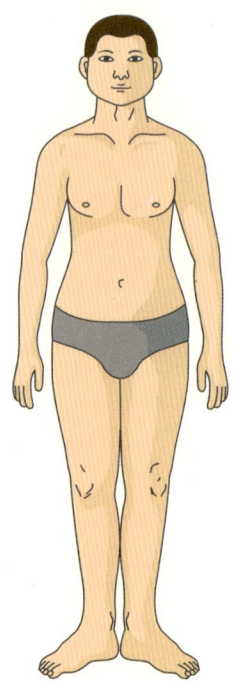

　수기체질은 다른 체질에 비해서 목이 제일 굵고 짧다. 턱이 넓은 얼굴처럼 몸통도 심장이 있는 가슴보다 방광과 생식기가 있는 허리 밑의 하반신이 크다.
　수형은 배꼽에서부터 고관절 있는 부위가 길고 넓어서 화형과 반대로 옷을 살 때 상의는 헐렁하고 하의는 꽉 끼게 된다.

　수기체질의 손 모양은 화형과 반대로 손끝이 뭉툭하다.

6) 상화기 체질

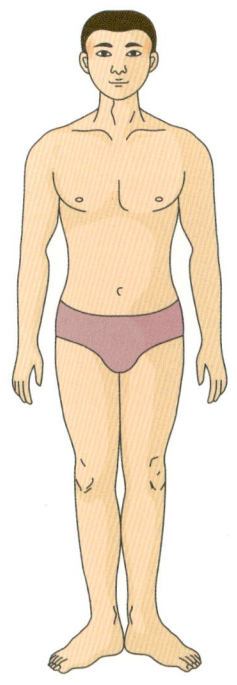

상화기체질은 화형과 비슷하다. 그래서 상화가 좋은 사람은 다음으로 화기가 큰 사람이 많다.

상화형은 심포·삼초가 다른 장부에 비해서 크다는 뜻으로 육기체질 중 하나에 속한다. 따라서 표준형과 같다고 보면 안 된다. 표준형과는 반드시 구분해야 한다.

상화기 체질은 화기체질의 손 모양처럼 손가락 끝이 좁다.

쉬어가기

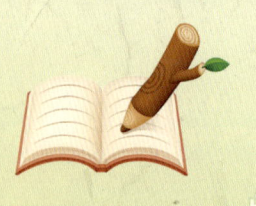

1. 목이 제일 긴 체질은?
   ① 화형 ② 토형 ③ 목형 ④ 금형

2. 가슴보다 엉덩이가 큰 체질은?
   ① 목형 ② 토형 ③ 화형 ④ 수형

3. 얼굴이 세로로 길면 길수록 어떤 장부가 큰가?
   ① 심·소장 ② 간·담낭 ③ 폐·대장 ④ 심포·삼초

4. 세로로 짧으면서 동그란 얼굴은 무슨 체질인가?
   ① 토형 ② 목형 ③ 수형 ④ 화형

5. 손가락 끝이 뾰족한 사람은 어느 기가 강한가?
   ① 화기 ② 수기 ③ 토기 ④ 금기

6. 금수형체질은 무슨 장기가 제일 작은가?
   ① 간·담낭 ② 심·소장 ③ 신·방광 ④ 폐·대장

7. 이마보다 턱이 더 넓은 체질은 무슨 형인가?
   ① 수형 ② 목화형 ③ 금형 ④ 목형

8. 어깨가 제일 넓은 체질은?
   ① 수기 ② 토기 ③ 목기 ④ 금기

9. 상체보다 다리가 긴 체질의 사람은?
   ① 금기 ② 목기 ③ 화기 ④ 토기

10. 관자놀이가 불룩한 사람은 무슨 체질인가?
    ① 목화형 ② 목형 ③ 상화형 ④ 화형

11. 가슴 둘레가 넓은 체질은?
    ① 토형 ② 금형 ③ 상화형 ④ 화형

12. 토기와 금기가 약한 체질은 무슨 형인가?
    ① 화형 ② 수형 ③ 상화형 ④ 목형

13. 몸통이 통나무같이 둥근 체질은?
    ① 상화기 ② 토기 ③ 금기 ④ 목기

14. 허리가 잘록한 사람은 무슨 체질인가?
    ① 화기 ② 토기 ③ 수기 ④ 목기

15. 명치에서 배꼽이 길면서 갈비뼈가 긴 사람은?
    ① 화토형 ② 토금형 ③ 토형 ④ 금형

정답	1	2	3	4	5	6	7	8	9	10	11	12	13	14	15
	3	4	2	1	1	2	1	4	2	3	1	4	4	2	2

5

사주

천 간과 지지

사주(四柱)란 네 기둥을 말한다. 태어난 해, 태어난 달, 태어난 날, 태어난 시가 육십갑자 중 무엇에 해당되는지를 본다. 사주로 개인이 어떠한 기운을 갖고 태어났는가를 살펴볼 수 있다.

육기체질분류법에서 체질을 볼 때 사주는 절대적으로 참고해야 한다. 얼굴이 길어서 목기가 강하고 사주 여덟 글자 중에 갑(甲)이나 인(寅)이 있다면 그 사람은 확실히 담낭이 크다. 또 토기 체질의 사람이 태어난 날에 무(戊)나 기(己)의 글자가 있고, 사주 여덟 글자 중에 土에 해당하는 글자가 많다면 비·위장이 매우 튼튼한 사람이라고 봐야 한다.

천간과 지지를 합해서 水에 해당하는 壬·癸·子·亥가 사주의 어디에도 없으면 그 사람은 신장과 방광과 생식기가 약하게 태어난 사람이다. 따라서 평생에 신·방광이 지배하는 부위에 많은 병이 생기고, 생식기를 수술할 위험이 높아진다. 화기나 토기가 강한 운이 오면 더욱 조심해야 한다.

1) 천간

하늘의 기운을 甲·乙·丙·丁·戊·己·庚·辛·壬·癸로 표현한 것이 천간(天干)이다.

天干	木		火		土		金		水	
	甲 갑	乙 을	丙 병	丁 정	戊 무	己 기	庚 경	辛 신	壬 임	癸 계
	+	-	+	-	+	-	+	-	+	-

오행의 순서대로 갑(甲)과 을(乙)은 木, 병(丙)과 정(丁)은 火, 무(戊)와 기(己)는 土, 경(庚)과 신(辛)은 金, 임(壬)과 계(癸)는 水로 정해 놨다. 앞의 甲·丙·戊·庚·壬은 양의 기운이고, 뒤의 乙·丁·己·辛·癸는 음의 기운이다.

사주에서 천간이 모두 양으로 정해진 사람은 지지도 양에 해당하는 글자 중에 하나가 된다. 이런 사람은 육부가 튼튼해서 몸에 비해 머리가 크고, 성격은 적극적이다. 반대로 사주의 여덟 글자가 모두 음으로 구성된 사람은 육부에 비해서 육장이 크며, 소극적인 성격을 갖은 사람이다.

2) 지지

땅의 기운을 子·丑·寅·卯·辰·巳·午·未·申·酉·戌·亥로 표현한 것이 지지(地支)이다.

地支	水 子 자 +	土 丑 축 -	木 寅 인 +	木 卯 묘 -	土 辰 진 +	火 巳 사 -	火 午 오 +	土 未 미 -	金 申 신 +	金 酉 유 -	土 戌 술 +	水 亥 해 -

십이지지는 동물의 이름을 따서 만들어졌다. 하루 24시간을 두 시간씩 열둘로 나누고, 일 년 열두 달을 12지지로 나눈다.

지지는 천간처럼 오행 순서대로 이뤄지지 않고, 土를 중간중간에 하나씩 끼어서 나열된다. 양 水인 자(子)부터 시작되어, 음 水인 해(亥)로 끝이 난다.

지지의 인(寅)은 천간의 갑(甲)과 같다. 지지의 진(辰)과 술(戌)은 천간의 무(戊)와 같이 양토(陽土)의 기운을 뜻한다. 사주에서 甲·寅이 많으면 담낭이 크고, 乙·卯가 많으면 간이 크다.

육 십갑자

갑자	을축	병인	정묘	무진	기사	경오	신미	임신	계유
甲戌	乙亥	丙子	丁丑	戊寅	己卯	庚辰	辛巳	壬午	癸未
갑신	을유	병술	정해	무자	기축	경인	신묘	임진	계사
甲午	乙未	丙申	丁酉	戊戌	己亥	庚子	辛丑	壬寅	癸卯
갑진	을사	병오	정미	무신	기유	경술	신해	임자	계축
甲寅	乙卯	丙辰	丁巳	戊午	己未	庚申	辛酉	壬戌	癸亥

　육십갑자(六十甲子)는 십간과 십이지의 결합으로 만든다. 천간이 열 개이고, 지지가 열두 개라 경우의 수는 60가지가 된다.
　천간이 양이면 지지도 양이고, 천간이 음이면 지지도 음이 된다. 즉 천간이 甲이나 丙 일 때는 지지도 양 중에서 子·寅·辰·午·申·戌 중에 하나가 온다. 또 천간이 음으로 乙·丁·己·辛·癸가 되면, 지지도 음인 丑이나 卯나 巳·未·酉·亥가 오게 된다.

　천간과 지지를 순차적으로 연결해 이것이 한 바퀴 돌아 다시 제자리로 올 때를 환갑이나 회갑이라고 한다.

천 간의 합

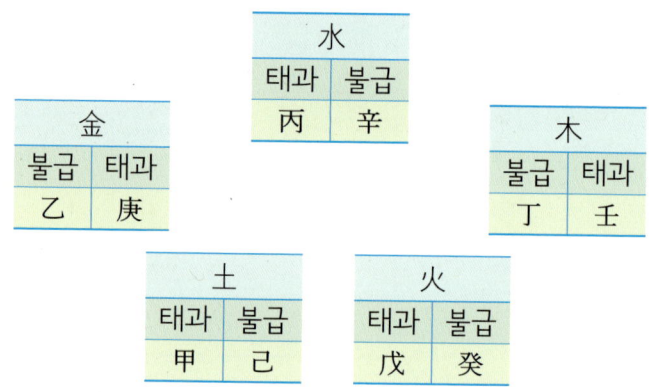

 합(合)이란 서로 어울려 새로운 기운이 생긴다는 좋은 의미이다. 위 표에서 보는 바와 같이 水의 자리에 있는 丙과 辛은 서로 만나 합을 이룬다. 丙은 양의 火이고, 辛은 음의 金으로 화극금을 하지만 극하는 쪽이 양이고, 극을 당하는 쪽이 음이 되면서 합-수(合-水)를 이루게 된다.

 양(陽)인 甲-木은 음(陰)인 己-土는 만나면 극을 하면서도 안아주는 성질이 있다. 음의 土인 己도 역시 甲한테 반항하지 않고 받아들여서 합-토(合-土)가 이뤄진다.

사 주뽑는 순서

1. 만세력에서 태어난 해를 찾는다.
2. 생일을 양력과 음력으로 구분한다.
3. 생일날의 일주를 찾아 적는다.
4. 태어난 달의 월주를 적는다.
   일주가 절기 바뀌는 날이면 그 시간의 전과 후를 봐서 시간 전이면 전달의 월주를 적고, 후가 되면 그 달의 월주를 적는다.
5. 태어난 해를 보고 연주를 정한다.
   한 해는 입춘날을 기점으로 바뀐다.
6. 태어난 날의 시주를 적는다.
   지지를 먼저 적고, 천간은 일간의 합을 찾아 그 합을 극하는 오행의 양(甲·丙·戊·庚·壬)부터 시작해서 찾는다.
7. 사주의 각 지지 밑에 지장간을 적는다.

12지지의 장간	木			火			金			水			
	寅 - 1월			巳 - 4월			申 - 7월			亥 - 10월			
	戊 7	丙 7	甲 16	戊 7	庚 7	丙 16	戊 7	壬 7	庚 16	戊 7	甲 7	壬 16	
	卯 - 2월			午 - 5월			酉 - 8월			子 - 11월			
	甲 10		乙 20	丙 10	己 9	丁 11	庚 10		辛 20	壬 10		癸 20	
	辰 - 3월			未 - 6월			戌 - 9월			丑 - 12월			土
	乙 9	癸 3	戊 18	丁 9	乙 3	己 18	辛 9	丁 3	戊 18	癸 9	辛 3	己 18	

1) 여자 : 음력 66년 1월 14일 午시

	時	日	月	年
	官		財	比
	庚	甲	己	乙
	午	午	丑	巳
	丙己丁	丙己丁	癸辛己	戊庚丙
	食	食	財	食

비겁 木 1
인성 水 0
식상 火 3
관살 金 1
재성 土 2

 위의 사람은 사주에서 火와 土가 강하고 水가 없다. 태어난 달의 지지인 丑 속에 癸가 있기는 하지만 그 정도로는 힘이 약하다. 이런 사람은 사주에 수기가 너무 적어서 평생에 신·방광과 생식기에 병이 잘 생긴다.
 천간에 火·土에 해당하는 丙·丁·戊·己나 지지에 巳·午·辰·戌·丑·未가 오는 해는 수기가 더 약해지게 된다. 이 시기에는 수기가 지배하는 부위인 귀나 뼈와 허리에 이상이 생기지 않게 주의해야 한다.
 불임수술이나 제왕절개 분만을 하면 더욱 치명적이다. 이렇게 사주에 水가 없으면 신·방광을 튼튼하게 하는 짠맛의 음식을 먹어야 하는데 특히 겨울에는 그 양을 늘려서 먹는 것이 좋다.

2) 남자 : 양력 71년 2월 5일 04시

時	日	月	年
比		比	比
庚	辛	庚	辛
寅	酉	寅	亥
戊丙甲	庚辛	戊丙甲	戊甲壬
財	比	財	食

비겁 金 4
인성 土 0
식상 水 1
관살 火 0
재성 木 2

　위의 사주에는 火와 土가 없는 반면에 金이 너무 많다. 특히 사주 여덟 글자 중에 가장 힘이 센 생일 천간에 자리하고 있어서 무척 강하다. 생일 천간이 金인 辛이라고 해도 재성 자리에 있는 木은 원래 사주에 있으므로 금극목의 작용이 강하지 않다. 그러나 반대 자리에 있는 火는 위험하다. 비·위장에 속하는 土는 金에게 힘을 빼앗기고 火에게 생도 못 받고 있다.

　庚子 년에 庚子 월과 같이 金水가 같이 오는 때는 火와 土가 더욱 심한 극을 당한다. 이런 사주를 가진 사람은 심·소장이나 비·위장이 원래 약한 사람으로 화기와 토기를 영양해 주는 쓰고 단 것을 넉넉히 먹도록 해야 한다. 그렇지 않으면 지배하는 부위인 입이나 무릎까지도 약해질 우려가 있다.

3) 여자 : 음력 70년 4월 4일 13시

	時	日	月	年
	比		食	食
	戊	戊	辛	庚
	午	子	巳	戌
	丙己丁	壬癸	戊庚丙	辛丁戊
	印	財	印	比

오행:
- 인성 火 2
- 비겁 土 2
- 식상 金 2
- 관살 木 0
- 재성 水 1

위의 사람은 사주에서 木이 없으므로 간장과 담낭이 작은 토금형일 가능성이 많다. 사주에서 土·金이 강하고, 지지의 장간에도 木이 없어서 간·담낭이 안 좋은 상태이다. 설령 이 사람이 얼굴이 긴 목형처럼 보여도 간·담낭이 그다지 건강하지 못하다. 그나마 다행인 것은 건강의 뿌리인 식상과 건강을 상징하는 재성이 있어서 조금은 안심이다.

土·金이 강한 운에는 관살 자리에 있는 木이 금극목을 크게 당한다. 만약에 이 사람이 木이 없이 태어나서 간·담낭이 지배하는 눈이 선천적으로 약한 것을 모르고 라식 수술 등을 하면 평생 후회할 일만 만들 뿐이다. 음식은 신 것을 먹어야 하는데 반대로 매운 것을 먹으면 간과 쓸개는 더욱 약해진다.

4) 남자 : 양력 75년 2월 25일 辰시

	時	日	月	年
	食		官	食
	甲	壬	戊	乙
	辰	寅	寅	卯
	乙癸戊	戊丙甲	戊丙甲	甲乙
	官	食	食	食

비겁 水 0
인성 金 0
식상 木 5
관살 土 2
재성 火 0

　위의 사람의 사주를 살펴보면 비겁 자리에 水는 '0'이라고 표시되어 있지만 일간이 壬으로 水이기에 원래 수기가 있다고 본다. 그렇다면 사주에 화기와 금기만이 '0'이 된다. 추가로 지장간을 살펴보면 寅 속에 火가 조금은 살아 있으나 재성 자리에 火가 없어서 우선적으로 심장이 제일 약하다.

　다음으로 인성자리에 金이 없다. 설령 얼굴이 네모져 보인다고 해도 폐·대장이 약한 경우가 많다. 이 사람이 얼굴 모습이나 몸에서 목형이 확실하다면 금기를 영양해주는 음식을 많이 먹어야 한다. 또한 폐·대장이 지배하는 부위에 병이 생기지 않도록 세심한 주의를 기울여야 한다. 金은 사주나 지장간에 하나도 없으니 쓴것이 먹고 싶어 먹다 보면 때로는 매운 것도 찾게 된다.

6

육기체질과 성격

체질에 의한 기본 성격

목기나 화기 체질은 양의 성격으로 활달하고, 금기나 수기체질은 음의 성격으로 차분하다.

木은 일어나고, 火는 뛰어가고, 土는 멈춰 서는 것이라면, 金은 주저앉아 쉬는 것이고, 水는 아예 이불 속에 들어가 누워 버리는 것과 같다.

- ✲ 목기체질은 어질다.
- ✲ 화기체질은 예절이 있다.
- ✲ 토기체질은 믿음이 있다.
- ✲ 금기체질은 의리가 있다.
- ✲ 수기체질은 지혜가 있다.
- ✲ 상화기체질은 예지력이 있다.

1) 목기 체질

✤ 희망적이다.

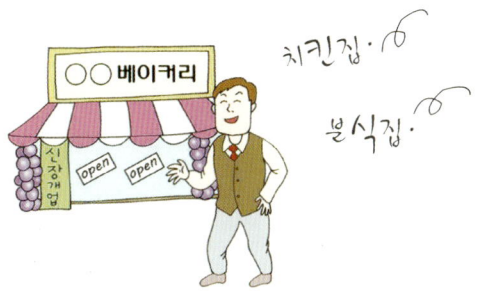

木은 하루와 한 해와 일생을 시작한다는 뜻을 가지고 있다. 어떤 일이든 깊이 생각하기보다 실패가 있을지라도 일단은 희망을 가지고 저질러 보고 싶어 한다. 새로운 일에 불안감보다는 잘 될 것이라는 기대심으로 덥석덥석 뭐든지 도전을 잘한다.

✤ 너그럽다.

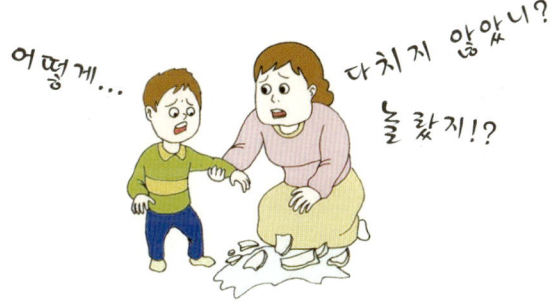

자기 자신의 실수에도 크게 고민하지 않고, 타인의 실수 또한 너그럽게 이해를 한다. 타이르고 가르쳤으나 또 잘못을 저질러도 오히려 상대방이 좌절할까 봐 거꾸로 걱정을 해 준다. 자신의 실수가 아닐까 자책을 하고 백 번이라도 용서를 한다.

✠ 착하다. 순진하다. 따뜻하다.

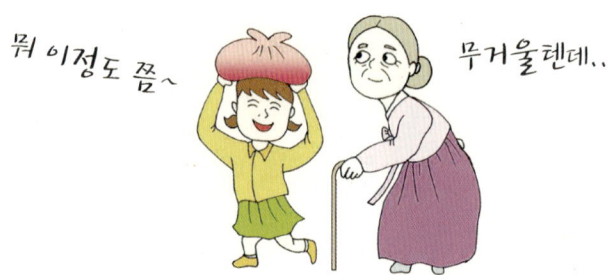

처음 대하는 사람에게도 그 사람이 조금만 잘 해주면 금방 친해진다. 자기 짐도 무거운데 남의 짐을 덜어 주고자 한다. 과잉친절로 타인에게 오해를 받게 될 정도이다. 때로는 후회도 하지만 곧 잊고 다시 도움의 손길을 뻗는다.

✠ 정이 많다. 나누어 준다.

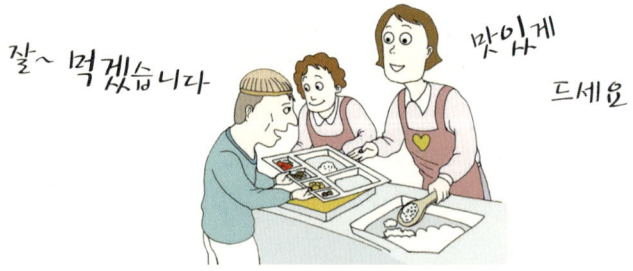

누군가가 도움을 요청하기도 전에 먼저 도와주고자 뛰어간다. 나보다 남을 더 생각하는 목형은 나누어 주는 것을 좋아한다. 어지간해서 남에게 얻어먹거나 대접받고 그대로 지나가지를 못하고 더 많이 갚으려고 한다.

✽ 천진난만하다.

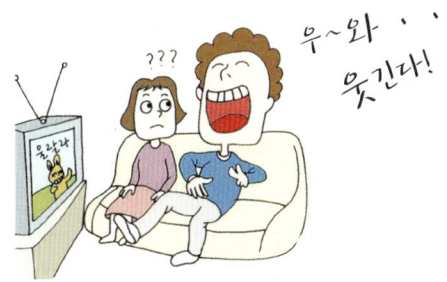

즐거운 일에 바로 좋아하는 표정을 짓는 천진난만한 성격이다. 다큐멘터리보다는 코미디를 즐겨 보고, 남들은 그 다지 우습지 않은 내용에도 지나칠 정도로 즐거워하며 까르르하고 웃는다. 금형이나 수형은 이런 성격을 보고 유치하다고 한다.

✽ 꾀가 많다. 창작적이다. 문학적이다.

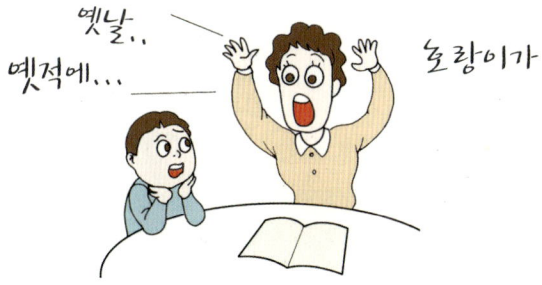

창의적이어서 이야기를 잘 만들어 낸다. 그리고 누구에게나 자신이 알고 있는 것을 가르쳐주는 것을 좋아하고, 궁금한 것은 못 참는 성격으로 질문도 많다. 색을 이용하거나 손으로 무언가를 만드는 능력이 뛰어나다.

2) 화기 체질

✤ 예술적이다. 꾸민다.

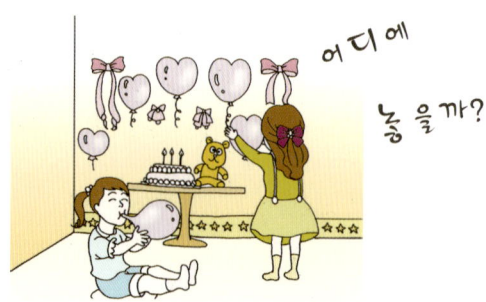

아름답고 예쁜 것을 좋아하고 갖고 싶어 한다. 진열을 할 때도 예쁜 장식품을 많이 이용해서 화려하게 꾸민다. 말도 꼭 할 말만 하는 것이 아니고 형용사를 많이 사용하고, 시를 좋아하며, 시를 쓰는 능력도 뛰어나다.

✤ 겁이 없다. 용감하다. 앞장선다.

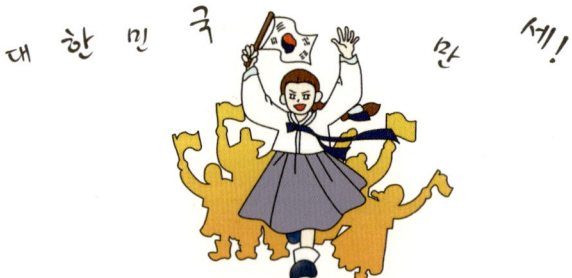

전쟁터에서도 겁이 없이 적진을 향해 돌격한다. 위험한 상황에서 남들보다 먼저 앞서서 뛰는 행동을 보인다. 수비보다 다소 위험성이 있다 하더라도 공격을 좋아한다. 위험하고 무서운 것을 즐겨서 어지간한 놀이기구는 시시하다고 한다.

✣ 풀어놓다. 자유스럽다.

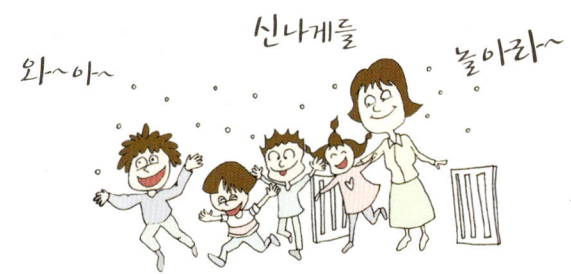

화형의 부모는 자녀를 가둬두지 않고 자유롭게 풀어서 키운다. 설령 실수가 있더라도 한 번쯤 시도해 보라고 한다. 뛰다가 넘어져도 일으켜 세워주면 된다고 생각한다. 자신도 어디에 구속되는 것을 싫어하고, 남도 구속하려고 하지 않는다.

✣ 명랑하다. 신명지다.

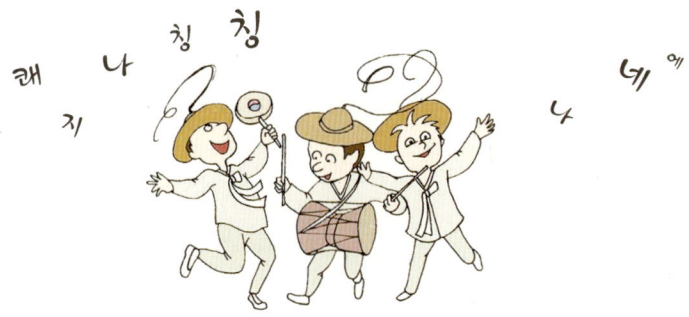

화기가 있는 사람은 각본대로가 아니라 자유롭게 놀기를 좋아한다. 남의 잔칫집에서도 자기가 주인공같이 흥에 겨워 놀겠다는 식이다. 길을 가다가 음악이 나오면 엉덩이를 들썩이고 어깨가 흔들흔들하면서 어느새 따라 부르는 사람이다.

✠ 신비롭다. 환상적이다.

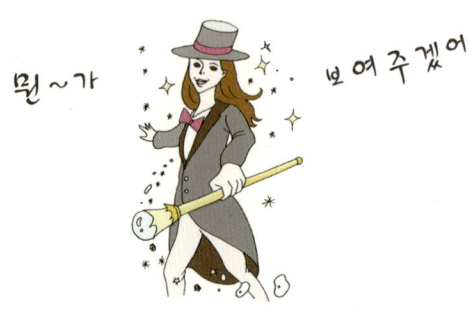

마술이나 요술 같은 것을 좋아한다. 영화도 공상과학 영화를 우선적으로 보려고 하고 재미있어한다. 과정에 상관없이 열심히 기도하면 무언가 이루어질 것이라고 생각한다. 연애도 언젠가 왕자님이 내 앞에 나타날 것을 꿈꾼다.

✠ 정열적이다. 모험심이 있다.

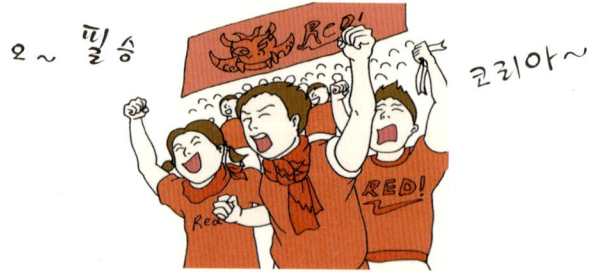

몸과 마음이 모두 가만히 있지 못하고 무엇이든지 열심히 하려고 하는 열정이 넘친다. 청년과 같이 화기가 강한 사람은 뭔가 새로운 것을 찾아 모험을 즐긴다. 생각하고 움직이는 것이 아니라 움직이고 나서 생각을 한다.

3) 토기 체질

✢ 일편단심이다. 단순하다.

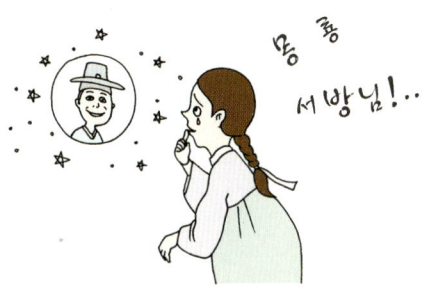

내가 일편단심이기 때문에 상대방도 일편단심이기를 바란다. 복잡한 것을 싫어하고 새로운 것을 좋아하지도 않는다. 때로는 미련하고 답답해 보이기도 한다. 사람이나 물건도 한 번 정하면 끝까지 옆에 두려고 한다.

✢ 확실하다. 한결같다.

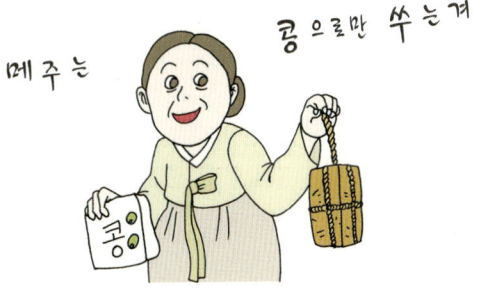

무슨 일이나 어설피 하거나 대강하는 것은 절대 이해를 못한다. 콩을 심은 데 콩이 나고, 팥을 심은 데 팥이 나야 된다는 식이다. 예외라는 것은 절대 용납이 안 된다. 콩 단지에 다른 잡곡이 있다면 모조리 골라내는 성격의 소유자다.

✠ 정확하다. 신용이 있다.

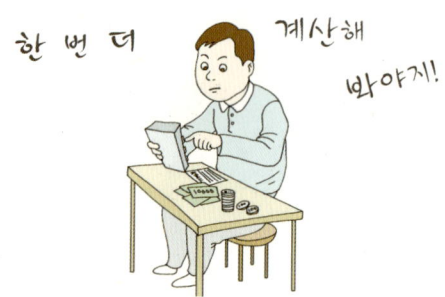

가계부나 회사 장부를 철저하게 적는다. 줄을 그을 때도 정확하게 맞춰서 긋고, 무게를 잴 때도 덜도 덤도 없게 달으려고 한다. 돈을 계산할 때도 계산기를 들고 최소한 두 번은 확인하고도 뭔가 미심쩍다면서 거꾸로 다시 계산하기도 한다.

✠ 약속을 지킨다. 철저하다.

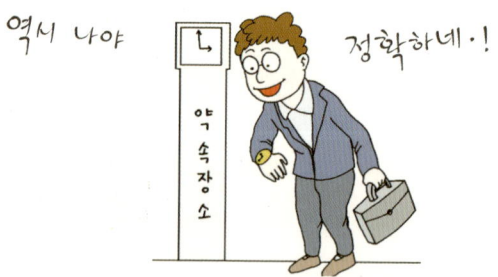

한번 정한 약속은 어떠한 일이 있어도 철저하게 지킨다. 약속과 동시에 메모장에 기록해두고 수시로 수첩을 보면서 기억을 잊지 않으려 한다. 물론 약속 장소에도 딱 제시간에 맞춰 가기 위해 자가용보다는 지하철을 이용한다.

✿ 고집이 있다.

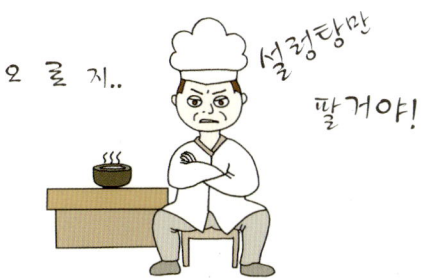

한번 싫은 사람은 두 번 다시 보려 하지 않고, 싫어진 물건은 절대로 다시 가지려 하지 않는다. 매사에 어떠한 일도 쉽게 결정하지를 못한다. 그래서 직장도 자주 옮겨 다니지 않고, 직업도 함부로 바꾸지 않는다.

✿ 믿음이 깊다. 진실하다.

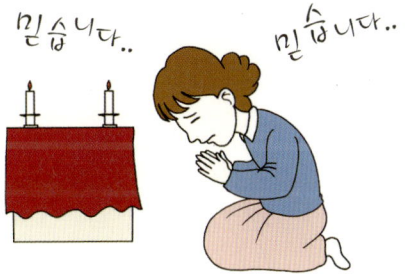

종교를 믿어서 큰 도움을 받았다고 생각하면 더욱더 열심히 믿는다. 또한 사람도 처음에 쉽게 믿지는 않지만 한번 믿으면 그 사람이 사기꾼이라도 설마 하면서 계속 사귄다. 그러다가 믿음이 깨지면 믿었던 만큼 복수하려고 한다.

4) 금기 체질

✤ 긴장시킨다. 단속한다. 서늘하게 한다.

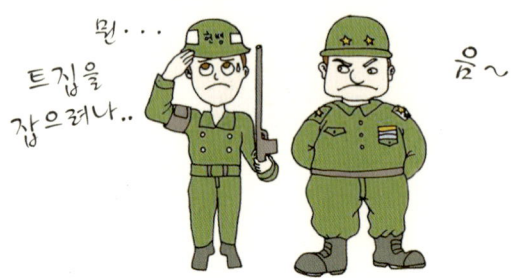

긴장된 표정을 짓고 사는 금형 주위는 항상 서늘한 감이 돈다. 목형이나 화형이 즐겁게 대화를 나누다가도 금형이 다가오면 금세 얼굴이 굳어든다. 특히 경찰이나 군인이면서 금기가 강하면 단속이 더욱 심하다.

✤ 규칙적이다. 솔선수범한다.

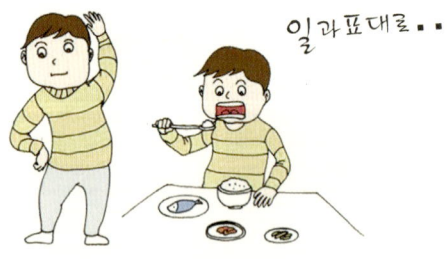

설령 어린아이라도 금기가 있다면 규칙적인 생활에 상당히 잘 적응할 수 있다. 직장의 상사가 금형이면 그 밑에 직원들은 출퇴근 시간부터 정확히 지켜야 한다. 그 상사는 매사에 솔선수범을 하면서 부하 직원에게도 그렇게 하라고 강요하기 때문이다.

✤ 의리가 있다.

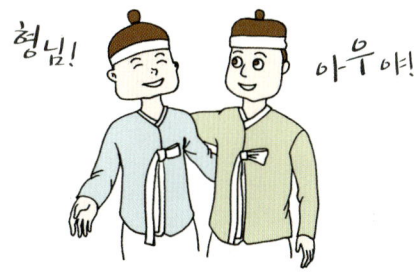

도덕을 앞세우고 의리를 지켜야 한다고 생각한다. 나를 도와준 사람에게 후하게 대하고, 나를 믿고 따라준 사람에게 믿음을 져버리지 않게 노력한다. 내가 믿어줬는데 상대가 나를 배신하면 절대로 용서 안 한다.

✤ 지도력이 있다. 통솔력이 있다.

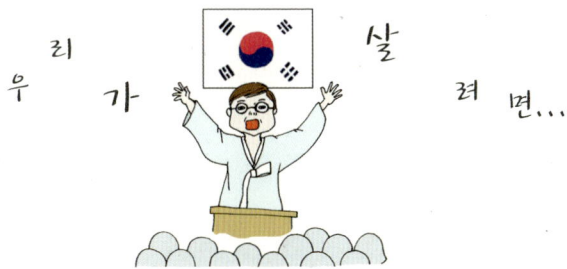

남을 내 편으로 만들고, 어느 조직에서나 우두머리처럼 지배하고 싶은 욕구가 많다. 내 사상을 전하고 자신의 뜻을 받들어 실천하기를 바란다. 목형이나 화형이 자유를 주장한다면 금형은 자유보다는 법을 만들고 그 법에 따르라고 한다.

✣ 엄하다. 위엄이 있다.

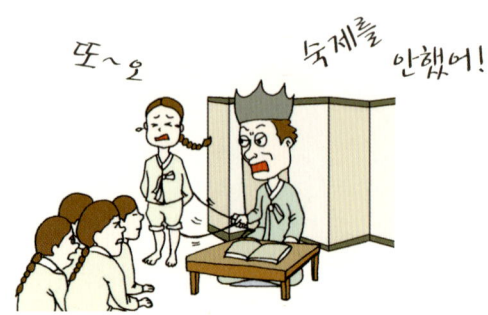

가벼운 행동을 하는 것을 보면 바로 지적하고 어른스럽게 행동하기를 바란다. 잘못을 쉽게 용서하지 않고, 다시 잘못을 저지르지 못하게 하기 위해서 판사와 같이 처벌을 한다. 금형의 선생님이라면 매일매일 귀찮아도 숙제 검사를 할 것이다.

✣ 승부욕이 강하다.

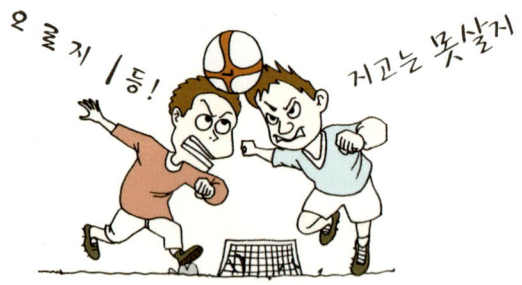

내가 경기에 나가면 일등을 해야 하고, 내 자식이 시험을 봐도 이등을 하면 잠을 못 이룰 정도이다. 금형은 상대가 약자이건 강자이건 상관없이 일단 이겨야 직성이 풀린다. 이기고 나서 잘못했다고 사과를 하면 용서는 할지언정 절대 지는 것은 못한다.

5) 수기 체질

✠ 생각이 많다. 생각이 깊다.

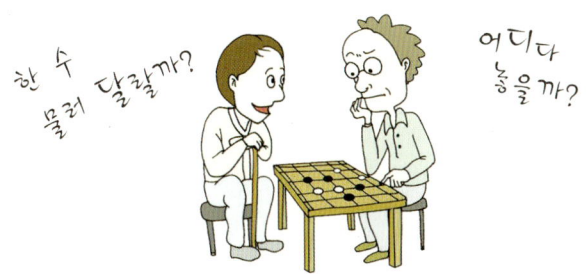

집 밖을 나가는 것을 싫어하고 혼자 조용히 있기를 좋아한다. 몸을 움직이기보다는 생각하고 또 한없이 생각만 한다. 목형이나 화형처럼 쉽게 결정하지 않고, 생각하는 시간을 많이 갖고, 신중을 기하다 때로는 기회를 놓치기도 한다.

✠ 연구한다. 과학적이다. 지혜가 있다.

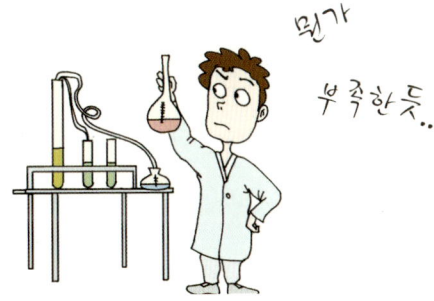

깊고 넓게 생각해서 남이 보지 못한 것도 알아챈다. 쉽게 예측하지 못한 일을 끝까지 찾아내서 새로운 것을 발견하게 된다. 과학적인 사고를 가지고 평생 걸리는 연구도 지루하고 어렵다고 하지 않고 꾸준히 한다.

✠ 말수가 적다. 참고 견딘다.

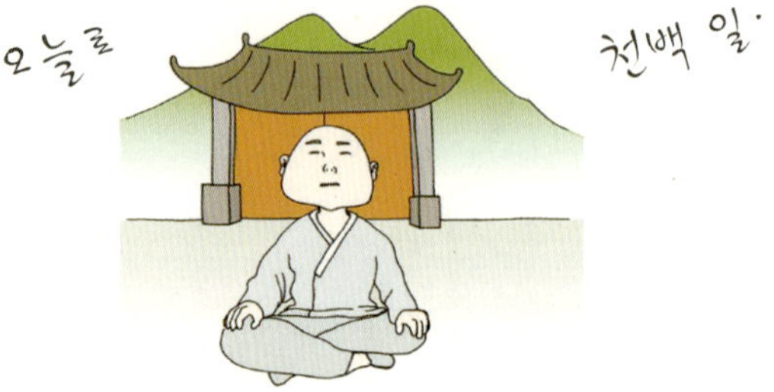

입이 무거워 함부로 말을 안 하고, 누군가의 질문에도 짧게 대답하고 자세한 설명을 안 한다. 깊은 산속에다 굴을 파놓고 혼자 생활을 하면서도 무서워하지 않고, 스스로 외롭다거나 심심해하지도 않으며 잘 견딘다.

✠ 저금한다. 저장한다.

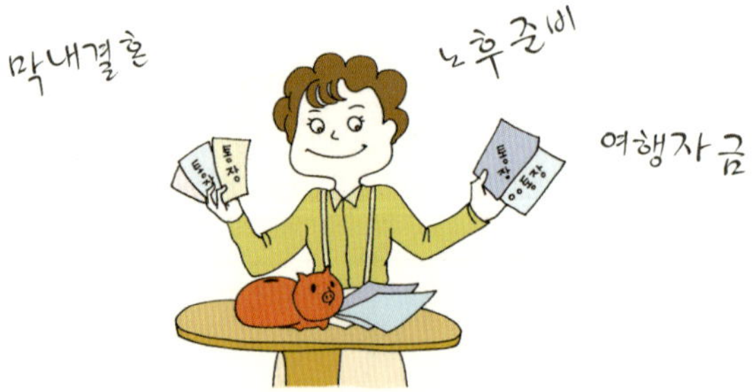

주머니나 가방을 여러 개 두고 이것저것 모아 둔다. 저금통장도 여러 용도에 따라 만들어서 관리한다. 어떤 물건도 쉽게 누구를 주거나 버리지 않고 보관해 둔다. 때로는 너무 깊이 간직하다 보니 본인도 어디에 두었는지 모를 때가 있다.

✣ 신중하다.

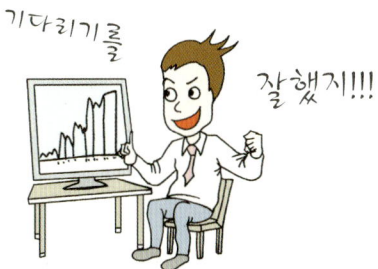

매사에 즉흥적으로 결정하지 않고 이리저리 연구하고 분석해서 결과를 얻어내려 한다. 사업 계획을 세워도 장점과 단점을 함께 검토해서 장기적인 안목으로 정한다. 사람을 사귀는 것도 신중하게 생각해서 조심스럽게 사귄다.

✣ 느긋하다.

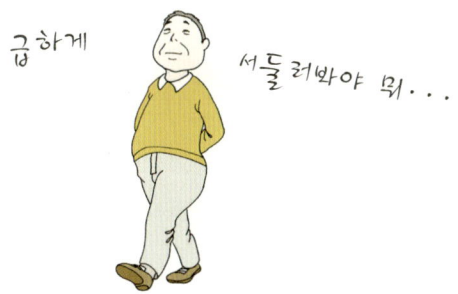

어지간해서 뛰는 일이 없다. 걸을 때도 두 팔을 휘저으며 걷기보다 뒷짐 지고 느긋하게 걷는다. 행동도 느리지만 생각도 느려서 세상에 급할 것이 하나도 없어 보인다. 화형이 아무리 급한 소리를 해도 절대로 동요하지 않는다.

6) 상화기 체질

✠ 집중력이 뛰어나다.

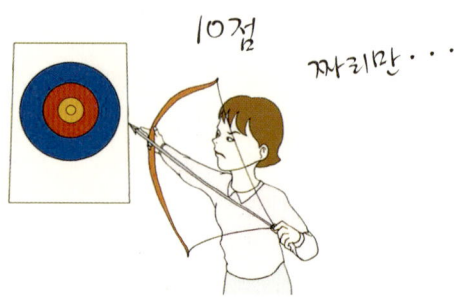

다른 체질에 비해서 안정적인 성격을 갖고 있어서 집중력 또한 뛰어나다. 모든 일을 할 때에 침착하고, 차분해서 실수가 적은 편이다. 옆에서 어지간한 방해가 있어도 결코 휘둘리지 않고 한 가지 일에 몰두하는 능력이 있다.

✠ 다재다능하다.

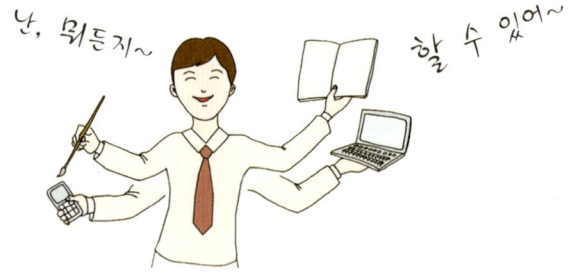

상화기체질을 가진 사람은 여러 가지 재주가 골고루 있는 경우가 많다. 특별히 하나만 집중적으로 잘하지 않고, 반대로 아주 못하는 것도 없다. 상화형은 화형과 유사한 면이 있어서 예술이나 의술에도 뛰어난 능력을 발휘한다.

✤ 임기응변력이 있다.

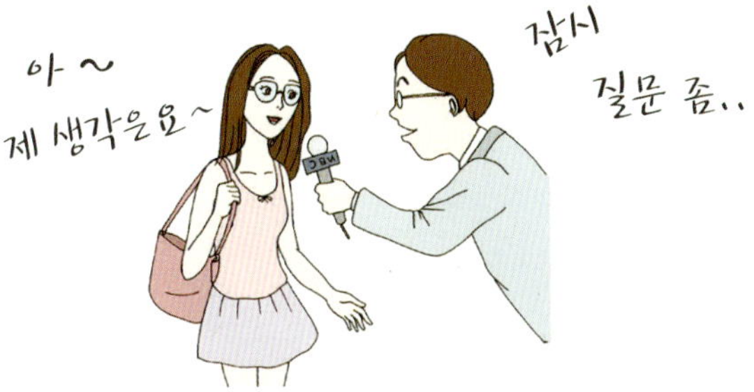

어떤 어려운 일에 직면했을 때 크게 망설임 없이 순간의 재치를 발휘한다. 즉흥적으로 무엇인가를 끄집어내고, 때에 따라 대처를 잘한다. 그래서 힘든 일이 있어도 쉽게 좌절하지 않고, 새로운 기회로 삼아서 다시 일어나는 시간도 짧다.

✤ 순발력이 있다.

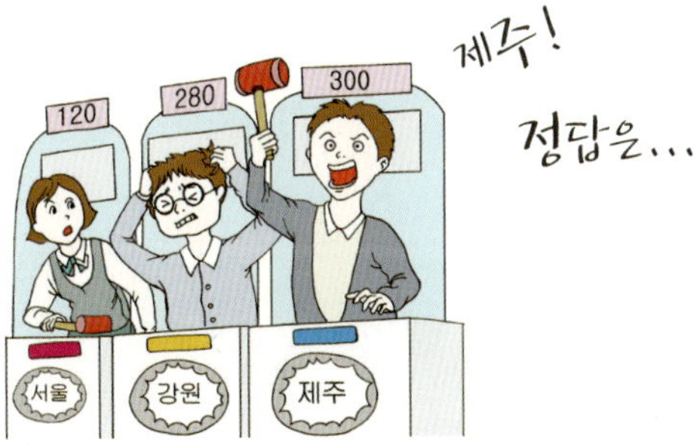

퀴즈를 풀 때 화형은 문제가 끝나기도 전에 미리 벨을 누르고, 수형은 정답일지 다시 생각하느라 망설여서 기회를 놓친다. 그러나 상화기가 발달한 사람은 정답을 확신하는 순간을 잘 택해서 재빨리 벨을 누른다.

✤ 설득력이 있다.

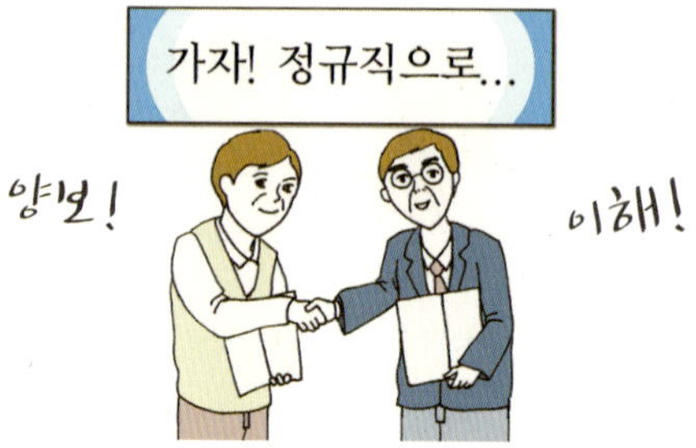

서로 의견이 다른 사람이나 조직을 잘 이해하고 해결할 방도를 찾아 준다. 가족 중에서도 상화기 체질의 사람은 다툼이 일어나지 않게 화합을 잘 시킨다. 자기주장만 내세우지 않고 상대를 배려하고 설득하는 재주가 있다.

✤ 영감이 발달 했다. 초능력이 있다.

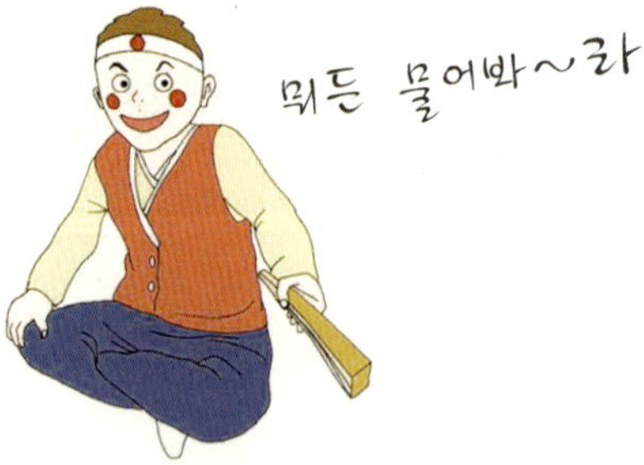

보통 사람이 모르는 일을 정확히 알아내는 능력이 있다. 사람을 만나도 금방 그 사람에 대해서 올바르게 판단한다. 남이 어렵다고 포기한 일도 언제 어떻게 알게 되었는지 어느새 해결해 놓는다. 기발한 구상을 해내고 꿈도 잘 맞는다.

병 든 맥에 의한 변화된 성격

건강하면 각 체질에 따른 좋은 성격을 갖게 된다. 하지만 현재 병든 맥이 보인다면 원래 좋은 성격은 숨어 들어가고, 맥에 의한 병든 성격이 나타난다.

예를 들어 목형이 목기가 병들면 착한 마음은 숨어 들어가고, 잔인하고 폭력적인 성품으로 변한다. 또 화형이 병이 들면 아름답고 예절 바른 행동은 사라지고, 뻔뻔스럽고 천박한 행동만 일삼는다.

✽ 목기가 약하면 잔인해진다.
✽ 화기가 약하면 뻔뻔스러워진다.
✽ 토기가 약하면 공상망상을 한다.
✽ 금기가 약하면 슬퍼진다.
✽ 수기가 약하면 궁상스러워진다.
✽ 상화기가 약하면 불안해진다.

1) 목기가 약하면

✣ 약 올린다.

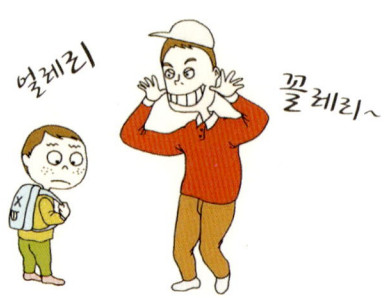

자신이 긴장되어 있는 상태이기 때문에 남을 약 올리면서 긴장을 풀려고 한다. 자기가 약 올리는 것은 좋아하지만 남이 자기에게 그러면 절대 참지 못한다. 무시하고 그냥 지나치면 쫓아오면서까지 한다. 신 것을 먹으면 약 올리는 게 재미 없어진다.

✣ 욕한다.

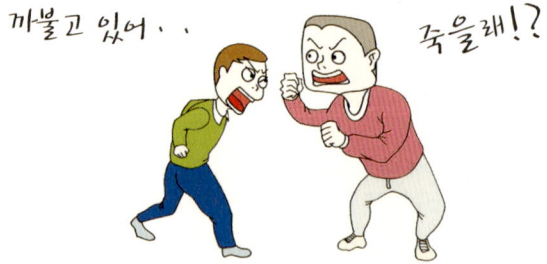

말속에 반은 욕이다. 그 욕이 이놈 저놈의 수준이 아니라 조폭 영화에나 나올만한 무서운 욕이다. 현맥이 강하면 강할수록 잔인하고 포악스러운 단어를 많이 써서 욕하고 싶어진다. 사주에서 식상이 강하면 더욱 심해진다.

✠ 폭력적이다. 잔인해진다.

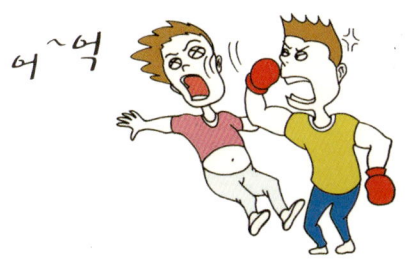

간이 약한 사람 옆에 앉은 사람은 어딘가 맞을 각오를 해야 한다. 이야기 도중에 좋다고 때리고, 싫다고 하며 계속 때린다. 심하면 물건을 부수기도 하고, 잔인한 살인도 별로 죄책감 없이 저지르기도 한다.

✠ 소리 지른다. 생떼 부린다.

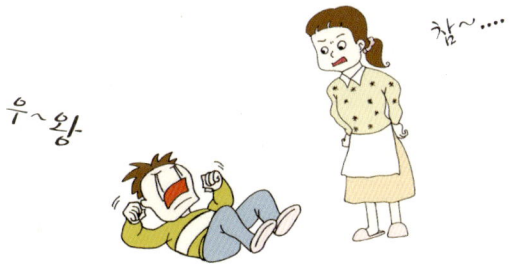

가늘고 높은 음으로 소리를 지르다가 자기 성질에 못 이겨 생떼를 부리고 데굴데굴 구른다. 이런 아이를 달래려면 같이 맞서지 말고, 얼른 신맛이 강한 과일 주스를 주면 스스로 진정하고, 언제 그랬냐는 듯 놀러 나간다.

✠ 변덕을 부린다. 싫증 낸다.

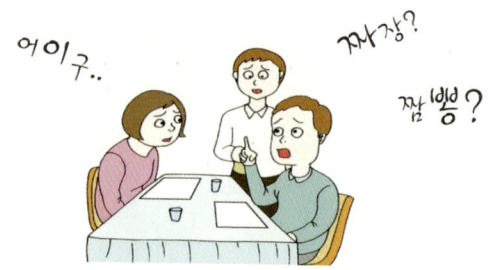

식당에 가서 짜장면을 시켜놓고, 금방 짬뽕을 시킬 걸 그랬나 한다. 옷을 사러 가서도 이것저것 입었다 벗었다를 반복하다가 다음날 처음 입어봤던 옷으로 바꾸러 간다. 사람을 사귀는데도 싫증이 빨리 와서 친구가 자주 바뀐다.

✠ 결벽증이 생긴다.

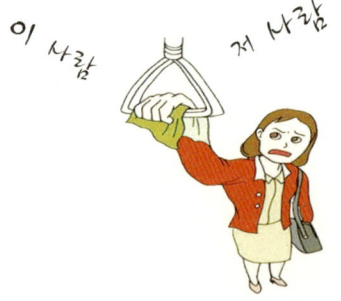

닦고 또 닦고, 손님이 다닌 자리마다 머릿속에 기억해 놓았다가 심하면 걸레가 아닌 알코올로 닦는다. 외출했다 들어올 때도 현관 앞에서 옷을 다 벗고 실내복으로 갈아입어야 들어온다. 여행을 갈 때도 수저와 함께 베개와 이불도 가지고 다닌다.

2) 화기가 약하면

✤ 깜짝 놀란다.

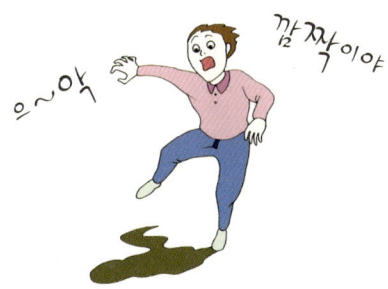

자기 그림자를 보고도 깜짝깜짝 놀라고, 그것이 화가 나서 신경질이 나기도 한다. 별스럽지도 않은 것을 보고도 놀라서 옆에 있는 사람까지 화들짝 놀라게 만든다. 심장이 약한 사람이 임신하면 문소리에 놀라서 유산 되기도 한다.

✤ 어리광 부린다. 반말한다.

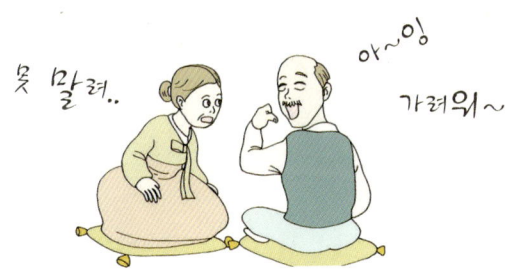

화기가 병이 들면 어리광을 잘 부린다. 나이가 지긋한 부모가 자식한테 어리광 섞인 말투를 쓰기도 한다. 윗사람에게나 아랫사람에게나 상관없이 딱히 무시하는 것도 아니면서 존대를 안 한다. 그리고 지나치게 줄임말을 많이 쓴다.

✜ 짝사랑을 한다.

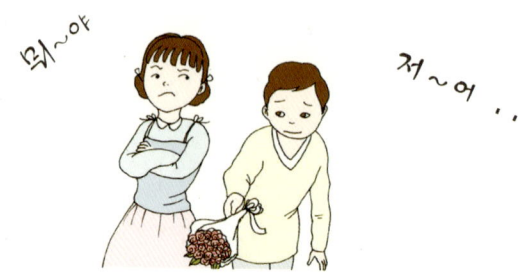

상대가 어떻게 생각하거나 본인이 좋다면 그 사랑을 정당화하면서 멈추지 않고 계속 추근거린다. 아니면 자기가 좋아하는 것을 숨기고 혼자 끙끙거리며 속만 태운다. 용기가 없어서 어쩌다 마주쳐도 말 한마디 못하고 고개를 숙여 버린다.

✜ 웃는다.

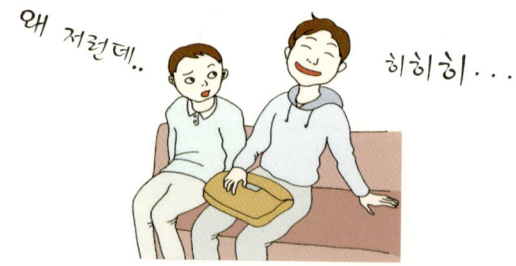

지금 웃을 상황이 전혀 아닌데 히죽히죽 웃는 것도 심장이 나쁠 때의 증상이다. 길을 가다 보면 아무나 보고 실실 웃는 사람을 보게 된다. 때로는 그다지 우습지도 않은 일에 땅을 치며 뒤로 넘어갈 듯 웃기도 한다.

✠ 뻔뻔스럽다. 버릇없다.

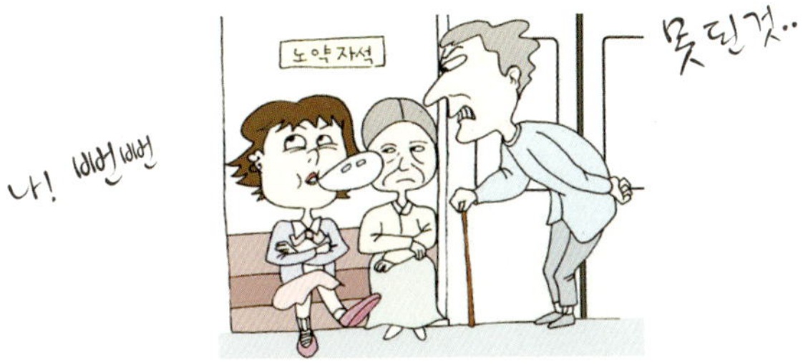

심장이 좋으면 예절이 바르지만 병이 생기면 반대로 버르장머리가 없어진다. 그래서 어른한테도 함부로 행동한다. 자기가 잘못을 저지르고도 뻔뻔스럽게 반성을 하지 않고, 도리어 잘났다고 대들기도 한다.

✠ 천박하다. 낭비를 한다.

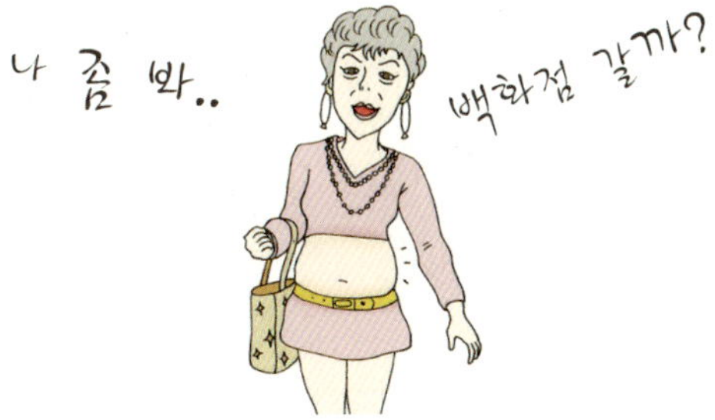

화장도 적당히 해야 아름답고, 액세서리도 알맞게 해야 그 모습이 귀해 보일 텐데, 지나친 치장으로 인해 도리어 천박해 보인다. 외출할 때도 노출이 심한 옷을 입어서 눈살을 찌푸리게 만든다. 그리고 충동적인 구매욕으로 낭비도 심해진다.

3) 토기가 약하면

✠ 게을러진다. 드러눕는다.

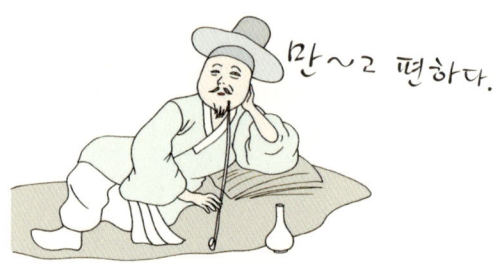

보통 배가 부르면 움직이기 싫어하듯이 위장이 약해지면 자꾸 눕고 싶어진다. 아무리 급하다 해도 벌떡 벌떡 일어나지 못하고 앉아서 뭉개고 있다. 공부도 책상에서 하지 않고 이불 속에서 하다가 그냥 잠이 들어버린다.

✠ 공상이나 망상을 한다.

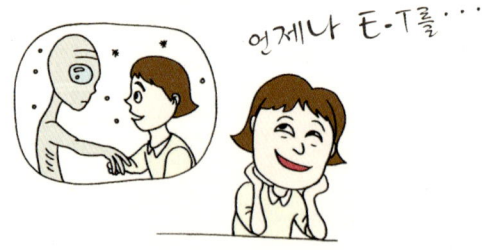

헛되고 황당한 생각을 하게 된다. 입을 벌리고 멍하니 하늘을 바라보며 현실적이지 못한 상황을 생각하며 즐긴다. 어떤 일을 시작하기도 전에 생각만으로 미리 결론을 내린다. 사람과 대화도 꺼리면서 방 안에 틀어박혀 기와집을 지었다 부쉈다 한다.

✤ 거짓말한다.

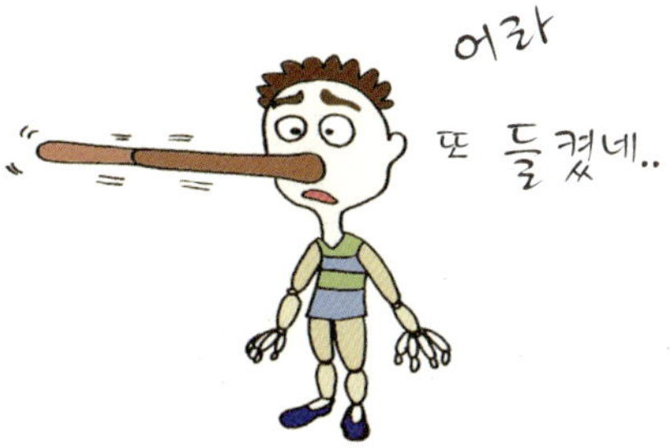

애초에 지킬 수 없는 약속을 해버리는 것도 토기가 병난 사람들의 특징 중에 하나이다. 토기가 좋으면 신용을 목숨처럼 지키려고 하지만, 반대로 토기가 병들면 지키지 못할 약속을 한다. 계획된 거짓말은 아니라도 결과적으로 거짓말쟁이가 돼 버린다.

✤ 의심한다.

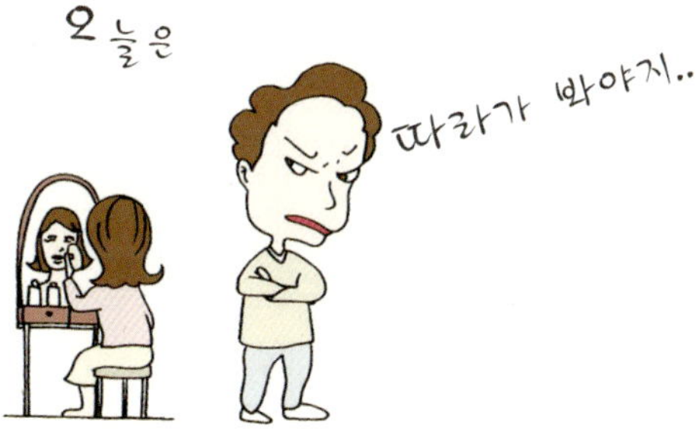

쓸데없이 남을 의심하고 지나친 관심으로 사람을 괴롭힌다. 애인이 다른 사람을 만나고 있지 않나 의심하는 마음이 생긴다. 부부지간에도 배우자를 의심하는 사람은 자신이 토기가 약해졌다고 알고 단것을 충분히 먹어서 건강해져야 한다.

✜ 따진다. 말을 반복한다.

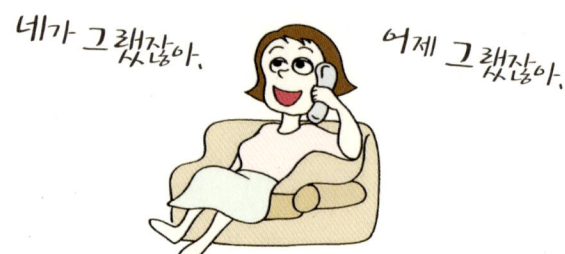

질문에 대한 답을 듣고 나서도 계속했던 말을 또 하게 만든다. 좋으냐고 해서 그렇다고 하면 왜 좋으냐고 하고, 언제부터 였냐고 따진다. 때로는 금방 한 말을 토씨 하나도 틀리지 않고 똑같은 말을 두세 번 반복해서 말을 한다.

✜ 확인한다.

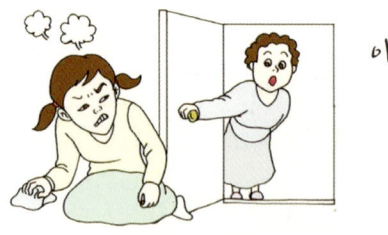

일을 맡겨놓고 잘 되고 있는지 걱정이 돼서 수시로 확인한다. 토기가 병든 사람과 대화를 하려면 육하원칙에 따라 누가, 언제, 어디서, 무엇을, 어떻게, 왜에 맞춰서 해야 한다. 물건 살 때도 이리저리 살펴보고 계산대에서 다시 보고 망설인다.

4) 금기가 약하면

✤ 수다스러워진다.

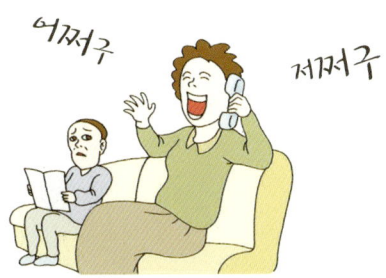

전화를 한 번 걸기 시작하면 최소한 한 시간 이상을 잠시도 쉬지 않고 말하는 사람이다. 말을 들어줄 상대가 없으면 혼자 말하거나 노래라도 흥얼거린다. 특히 쓴맛의 술을 마시면 더 말이 많아져서 옆에 있는 사람을 슬그머니 도망가게 만든다.

✤ 동정심이 지나치다.

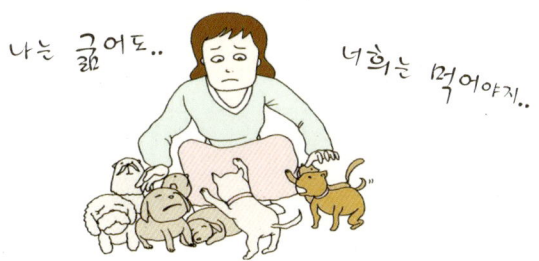

자기도 당장 생활이 어려워 하루 세 끼를 라면으로 이어갈 지경인데도 불구하고, 동네에 길 잃은 고양이나 강아지를 먹여 살리겠다고 한다. 또한 자기가 사랑하지도 않는 사람을 상대방이 원한다고 해서 동정심에 결혼을 결심하기도 한다.

✠ 징징거린다.

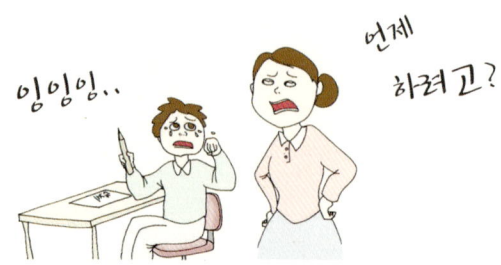

무슨 말을 하거나 우는소리가 섞여 있고, 슬픈 목소리로 말을 하면 금기가 약해졌다고 봐야 한다. 맛있는 음식을 앞에 놓고도 기뻐하지 않고 징징거린다. 노래를 해도 슬픈 노래를 좋아하고, 우는 목소리로 애절하게 부른다.

✠ 슬퍼진다. 눈물이 난다.

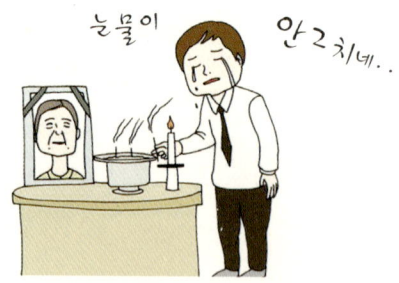

눈물이 많아서 남이 우는 것만 봐도 그 당사자보다 더 서럽게 운다. 폐가 약한 사람은 매운 것을 먹어야 되는데 반대로 쓴 것을 먹으면 땅을 치고 통곡할 정도로 슬퍼진다. 눈물을 참으려면 금기를 튼튼하게 하는 매운 것을 많이 먹어야 한다.

✠ 비관한다.

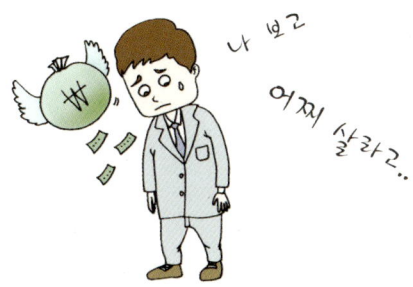

어려운 일에 직면했을 때 해결하려는 의지는 없고 절망한다. 노력한 것보다 성적이 낮다고 비관하고, 직장을 잃었다고 비관해서 희망을 아예 잃어버린다. 사주에서 인성이 강한 상태에서 인성운이 오면 더욱 심해진다.

✠ 죽고 싶어 한다.

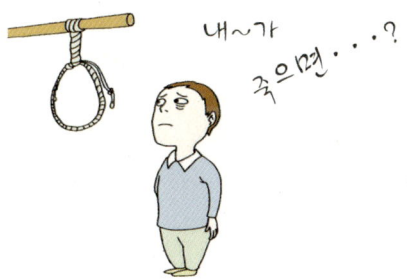

겨울은 반드시 따뜻한 봄이 오기 마련인데, 추운 겨울이 싫다고 삶을 포기하려 한다. 이런 것도 폐·대장이 병들어 일시적인 생각이므로, 매운맛의 음식을 실컷 먹고 나면 웃으면서 살아야겠다는 마음으로 바뀐다.

5) 수기가 약하면

✠ 숨긴다.

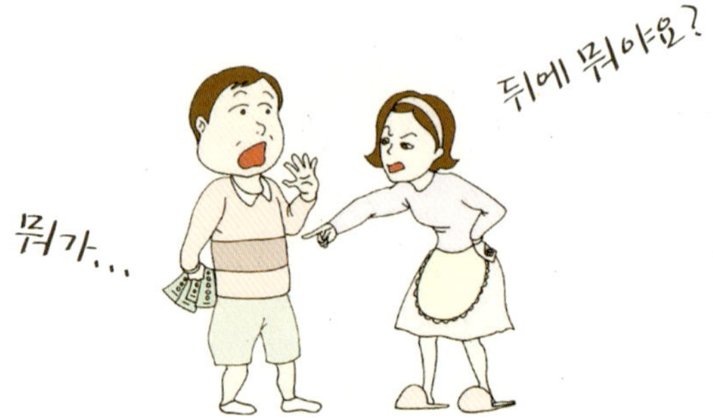

생각이나 물건이나 무엇이건 간에 뒤로 감추어 둔다. 자기가 무엇을 생각하는지 절대 남이 눈치채지 못하게 숨긴다. 물건도 숨겨놓고 심지어는 사람도 숨겨놓는다. 무엇을 물어보면 무조건 모른다는 말뿐이다.

✠ 훔친다.

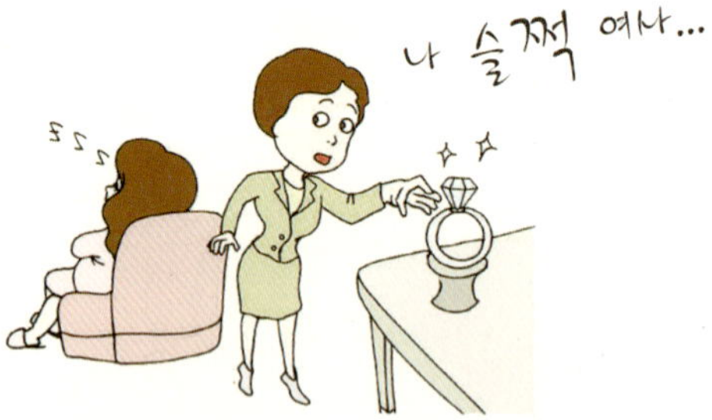

신방광이 병든 사람은 훔치는 것 자체에 만족을 느끼기도 한다. 여자들이 생리를 할 때 훔치고 싶은 충동을 받는 것은 원래 수기가 약했던 사람이었기 때문이다. 짠 것을 먹으면 훔치고 싶은 마음을 누를 수 있다.

✤ 행동이 느리다.

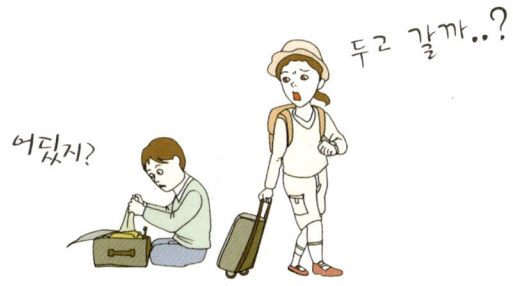

화기가 병이 들면 성격이 급해지고, 반대로 신·방광이 병이 들면 지나치게 느리게 행동한다. 그래서 버스를 놓쳐서 다음 일정에 차질을 주고도 또 그런 일을 반복한다. 같이 대화를 나누던 사람이 답답해 뒤로 넘어갈 정도로 느려 터지게 대답을 한다.

✤ 궁상떤다.

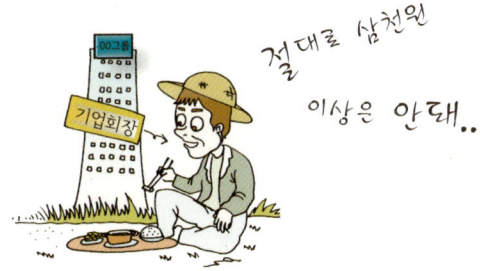

경제적인 여유가 있어도 궁상스럽게 싸구려만 찾아다닌다. 큰 회사 사장으로 사업이 흑자를 거듭하는데도 직원들에게 싼 국수를 먹이고, 자기도 절대 비싼 밥은 안 먹는다. 옷도 소매가 해져도 바꾸지를 않고, 속옷에 구멍이 뚫려도 그냥 입는다.

✠ 반항한다.

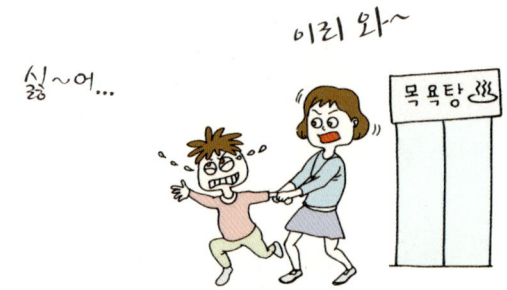

자기가 먼저 목욕탕에 가자고 하고서는 금방 마음이 바뀌어서 안 간다고 한다. 밥 달라고 해서 차려놓으면 안 먹겠다고 본척만척하다가 슬그머니 식탁에 와서 앉는다. 무슨 말을 하거나 일단은 싫다는 말을 먼저 내뱉는다.

✠ 무서워한다.

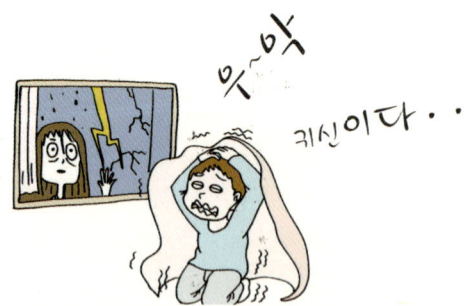

무서운 것을 보고 벌벌 떨고, 어두운 곳이나 좁은 공간에 갇히게 되면 신·방광에 병이 든다. 원래 수기가 약한 사람은 들숨이 부족해지면서 가슴이 답답해진다. 짠 것을 먹고 억지로라도 들숨을 길게 하면 두려움이 가라앉는다.

6) 상화기가 약하면

✤ 의욕이 없다.

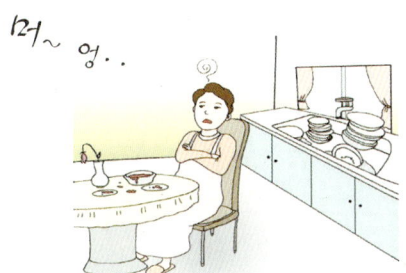

의욕이 없이 멍하니 앉아 쳐다만 보고 행동으로 옮기지를 못한다. 당연히 해야 할 일이고, 항상 하던 일인데도 귀찮게 느껴진다. 평소에 즐겨 하던 쇼핑도 싫어지고, 재미있어하던 게임도 거들떠보지를 않는다.

✤ 정리를 못한다.

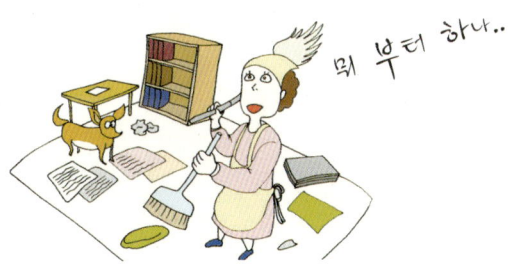

생각을 정리하고 물건을 정돈하는 능력이 떨어진다. 마구 어지럽게 늘어만 놓았지 무엇을 어떻게 처리해야 할지 모른다. 정리를 한다고 해도 두서없이 해서 다시 손을 봐야 하는 일이 반복된다. 떫은 것을 먹으면 마음이 안정되고 자신감이 생긴다.

✠ 불안 초조해진다.

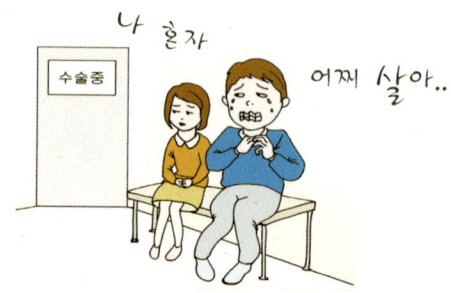

사소한 일에도 불안하고 초조해서 가만히 있지 못한다. 옆 사람이 아무리 차분하게 안심을 시켜도 당장 무슨 큰일이나 날 것같이 생각한다. 당장 처리할 일은 뒤로 미루고 아직 일어나지도 않은 일을 앞질러서 고민한다.

✠ 질투가 난다.

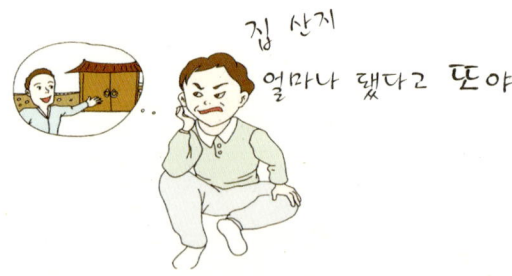

전혀 자기와 상관없는 사람에게도 공연히 질투를 한다. 그래서 자기도 집이 있으면서 남이 집을 샀다고 하면 시기심이 앞서고 아니꼽게 생각한다. 자기에게 피해가 있는 것도 아닌데 억울해 하고 비싸게 샀니, 싸게 샀니 하면서 타박을 한다.

✠ 까다롭다. 예민하다.

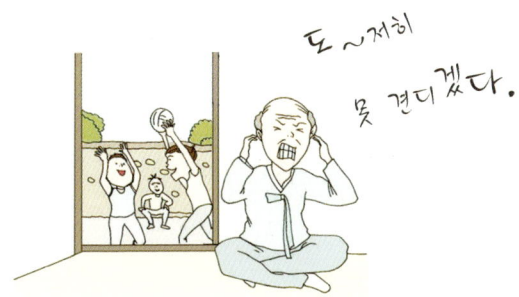

신경이 날카로워 조금만 시끄러워도 머릿속이 엉키고 불필요하게 예민해진다. 또 좋은 것을 보고도 공연히 트집 잡고 까다롭게 행동한다. 보통 사람이라면 예사로 듣고 봐 넘길만한 일에도 참지 못하고 신경을 곤두세워 싸우려 한다.

✠ 이간질한다. 헐뜯는다.

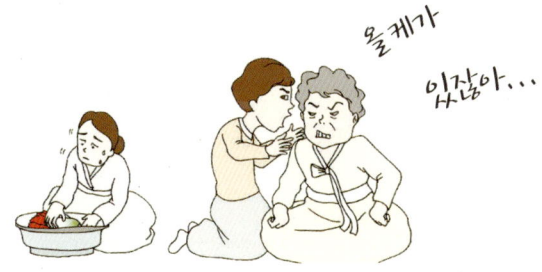

자기 마음이 안정이 안 되고 불편하니까 남을 배려하는 마음도 못 갖는다. 그래서 말을 이리저리 옮기고, 서로 오해하게 만들어서 멀어지고 싸움 나게 만든다. 항상 입에서 나오는 말은 칭찬보다는 헐뜯는 말을 일삼는다.

쉬어가기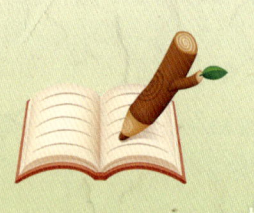

1. 목기가 건강할 때의 성격은?
   ① 성실하다 ② 착하다 ③ 엄하다 ④ 화려하다

2. 느긋하게 뒷짐 짓고 걷는 성격을 가진 체질은?
   ① 목형 ② 수형 ③ 금형 ④ 토형

3. 승부욕이 강한 사람은 어느 기운이 강한가?
   ① 토기 ② 화기 ③ 금기 ④ 수기

4. 화기체질의 성격에 맞는 단어는?
   ① 소심 ② 차분 ③ 꼼꼼 ④ 용감

5. 상화기체질과 어울리지 않는 것은?
   ① 균형감 ② 집중력 ③ 순발력 ④ 지구력

6. 계산을 꼼꼼하게 하는 사람은 무슨 장기가 큰가?
   ① 폐·대장 ② 심·소장 ③ 비·위장 ④ 신·방광

7. 목기가 병났을 때 나타나는 성격이 아닌 것은?
   ① 소리친다 ② 욕한다 ③ 수다떤다 ④ 부순다

8. 금형의 성격이 아닌 것은?
   ① 의리심 ② 근엄함 ③ 화려함 ④ 규칙적

9. 수기가 약할 때 보이는 성격은?
   ① 우울함 ② 반항심 ③ 동정심 ④ 짝사랑

10. 불안하고 초조해하는 성격은 무엇이 약한 것인가?
    ① 목기 ② 상화기 ③ 토기 ④ 수기

11. 뻔뻔스러운 행동은 어느 기운이 약할 때 나타나나?
    ① 화기 ② 목기 ③ 금기 ④ 수기

12. 무서움이 많은 아이는 무슨 음식을 줘야 하나?
    ① 단맛 ② 쓴맛 ③ 신맛 ④ 짠맛

13. 슬퍼하고 눈물이 많은 사람은 무엇이 약한 건가?
    ① 간·담낭 ② 심·소장 ③ 폐·대장 ④ 비·위장

14. 게을러지는 것은 무엇이 약할 때인가?
    ① 금기 ② 수기 ③ 토기 ④ 상화기

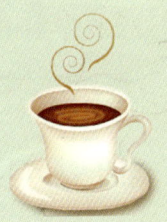

15. 창작 능력이 뛰어난 체질은?
    ① 화기 ② 목기 ③ 금기 ④ 토기

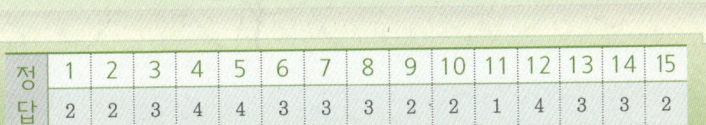

정답	1	2	3	4	5	6	7	8	9	10	11	12	13	14	15
	2	2	3	4	4	3	3	3	2	2	1	4	3	3	2

7

육기체질과 먹거리

육 기의 맛

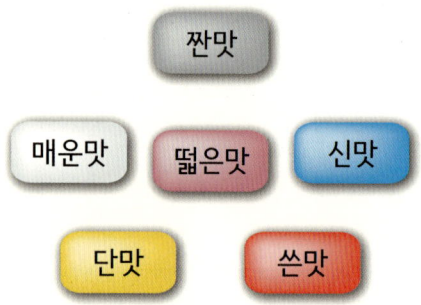

　장부의 대소에 따라 육기체질이 정해지고, 육기체질에 따라서 좋아하는 음식들의 맛이 저마다 다르다. 맛이 있다 없다하는 것은 현재 내 몸에서 필요한 음식이 무엇이냐를 알려주는 것이다.
　체질을 여섯으로 구분하는 것과 같이 맛도 시고·쓰고·달고·맵고·짜고·떫은 여섯으로 나눈다.

✽ 목기를 영양해 주는 맛은 신맛이다.
✽ 화기를 영양해 주는 맛은 쓴맛이다.
✽ 토기를 영양해 주는 맛은 단맛이다.
✽ 금기를 영양해 주는 맛은 매운맛이다.
✽ 수기를 영양해 주는 맛은 짠맛이다.
✽ 상화기를 영양해 주는 맛은 떫은맛이다.

1) 목기 – 신맛

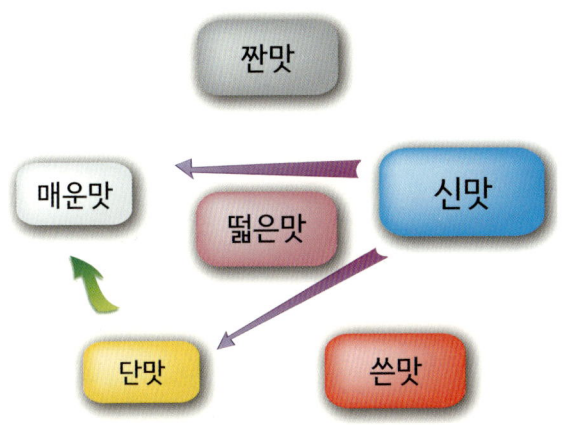

 목기를 좋게 하는 대표적인 맛은 신맛이고, 고소한 맛·노린내 나는 맛도 간·담낭을 튼튼하게 한다.
 목기체질은 간·담낭이 커서 신맛의 음식은 많이 필요 없다. 반대로 비·위장과 폐·대장을 영양해 주는 달고 매운맛의 음식을 많이 먹게 된다.

 만약 목기체질이라도 현재 간·담낭이 병이 들어 있으면 신맛의 음식을 먹어야 한다.
 신맛의 음식이 너무 지나치면 목극토를 하고 금극목이 안 돼서 토기와 금기가 약해지게 된다. 그러면 달고 매운 음식이 먹고 싶어지고 먹으면 맛있게 느껴진다.

2) 화기 – 쓴맛

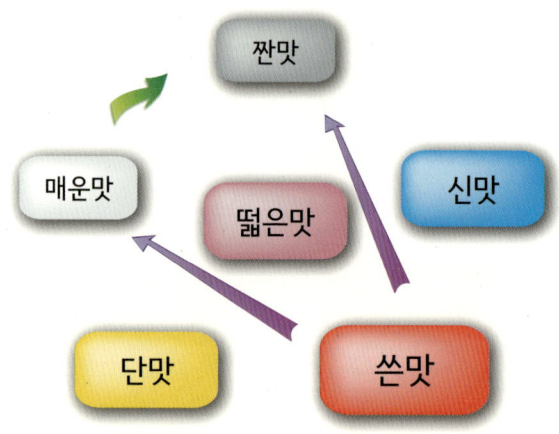

　화기를 좋게 하는 대표적인 맛은 쓴맛이고, 불내 나는 맛·탄내 나는 맛도 심·소장을 영양한다.
　화기체질은 심·소장이 커서 쓴맛의 음식은 많이 필요하지 않다. 반대로 폐·대장과 신·방광을 영양해 주는 맵고, 짠맛의 음식을 좋아하게 된다.

　만약 화기체질이라도 현재 심·소장이 병이 들어 있으면 쓴맛의 음식을 먹어야 한다.
　쓴 것을 많이 먹으면 화극금을 하고, 수극화가 안 되어서 금기와 수기가 약해진다. 따라서 폐·대장을 좋게 하는 매운맛과 신·방광을 좋게 하는 짠맛을 찾게 된다.

3) 토기 - 단맛

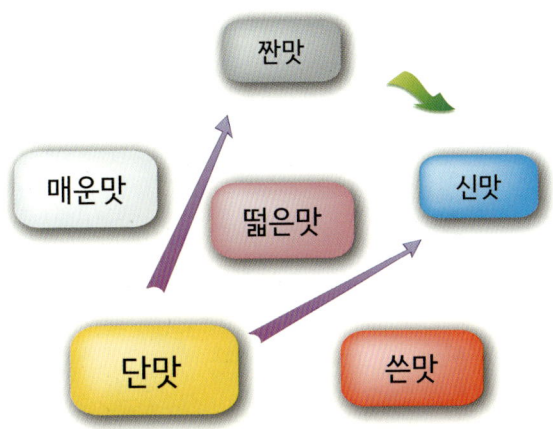

 토기를 좋게 하는 것은 단맛이고, 향내 나는 맛·곯은내 나는 맛도 비·위장을 영양해 준다.
 토기체질은 비·위장이 커서 단맛의 음식은 많이 필요하지 않다. 반대로 신·방광과 간·담낭을 영양해 주는 짜고, 신맛의 음식을 많이 먹어야 한다.

 만약 토기체질이라도 현재 비·위장이 병이 들어 있으면 단맛의 음식을 먹어야 한다.
 단맛을 지나치게 먹는다면 토극수를 하고 목극토가 안 되어서 신·방광과 간·담낭의 기운이 떨어지게 된다. 그래서 짠맛과 신맛의 음식이 맛있게 느껴진다.

4) 금기 - 매운맛

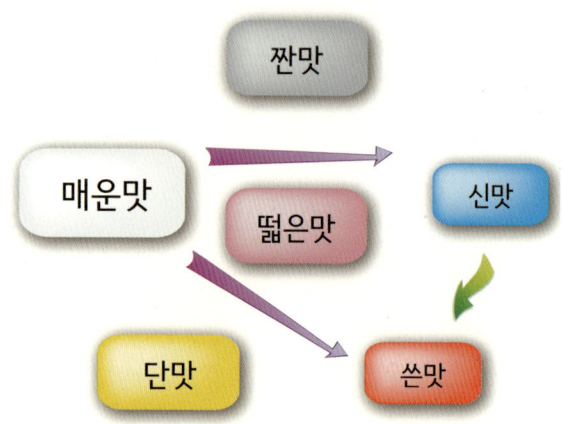

　금기를 영양해 주는 대표적인 맛은 매운맛이고, 화한맛·비린 내나는 맛도 폐·대장을 영양한다.
　금기체질은 폐·대장이 커서 매운맛의 음식은 많이 필요하지 않다. 반대로 간·담낭과 심·소장을 영양해 주는 시고, 쓴맛의 음식을 많이 먹어야 한다.

　만약 금기체질이라도 현재 폐·대장이 병이 들어 있으면 매운맛의 음식을 먹어야 한다.
　매운맛을 너무 많이 먹으면 폐·대장은 좋아지지만 금극목을 하여 간·담낭이 약해지므로 신맛이 맛있게 느껴진다. 또 화기가 금기를 견제해주지 못하면서 도리어 화기가 약해지고 따라서 심·소장을 영양해 주는 쓴맛을 먹게 된다.

5) 수기 - 짠맛

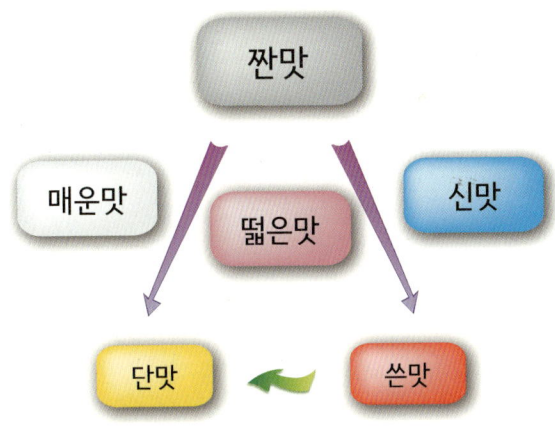

　수기를 영양하는 대표적인 맛은 짠맛이고, 지린맛·고랑내 나는 맛도 신·방광을 영양해 준다.
　수기체질은 신·방광이 커서 짠맛의 음식은 많이 필요하지 않다. 반대로 심·소장과 비·위장을 영양해 주는 쓰고, 단맛의 음식을 많이 먹어야 한다.

　만약 수기체질이라도 현재 신·방광이 병이 들어 있으면 짠맛의 음식을 먹어야 한다.
　짠맛의 음식을 충분히 먹게 되면 신·방광은 튼튼해지지만, 반대 자리에 있는 화기와 토기가 약해지면서 쓴맛과 단맛이 먹고 싶어진다.

6) 상화기 – 떫은맛

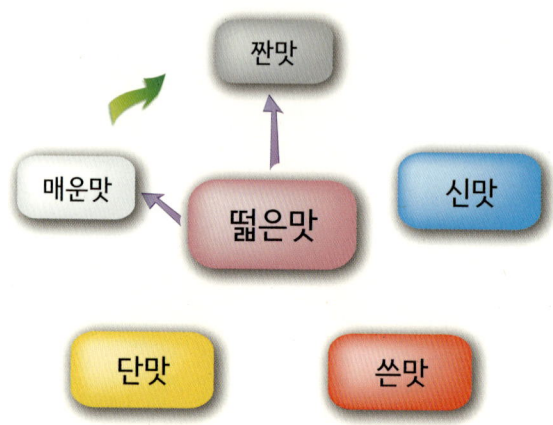

　상화기를 영양해 주는 대표적인 맛은 떫은맛이고, 아린맛·담백한 맛 생내나는 맛도 심포·삼초를 영양해 준다.
　상화기체질은 심포·삼초가 커서 떫은맛의 음식은 필요하지 않아서 많이 먹지 않아도 된다. 반대로 폐·대장과 신·방광을 영양해 주는 맵고, 짠맛의 음식을 많이 먹어야 한다.

　만약 상화기체질이라도 현재 심포·삼초가 병이 들어 있으면 떫은맛의 음식을 먹어야 한다.
　상화기는 화기와 비슷하기 때문에 육기체질 중에서 심포·삼초가 힘이 세면 폐·대장이 약해지고, 또 신·방광도 같이 약하다는 것이다. 이것을 상화극금(相火克金)되고, 수극상화(水克相火)가 안 되었다고 한다.

육 기별 음식

    음식에서 골고루는 시고·쓰고·달고·맵고·짜고·떫고를 말한다. 모든 음식은 입을 통해서 몸 안으로 들어오고 영양공급이 이루어진다. 현재 내 몸 상태가 목기가 약하게 되면 신맛이 맛있게 느껴진다. 화기가 약하면 쓴맛이 맛있게 느껴지고, 먹고 나면 기운이 나면서 기분까지 상쾌해진다.
    그런데 보통 식품들은 한 가지 맛만을 가지고 있지 않다. 대부분 여러 맛이 섞여 있기 때문에 이를 잘 참고할 줄 알아야 한다.

    날 것은 양이고, 익은 것은 음이다. 자연은 음양이 어우러져야 하므로 음식도 생식만 먹는 것이 아니라 화식도 함께 먹으며 살아가야 한다. 날 것을 먹다 보면 저절로 익은 것이 먹고 싶고, 익은 것을 먹다 보면 날것도 먹고 싶어진다는 말이다. 우리의 식탁을 보면 생식과 화식이 서로 섞여 있다는 것을 알 수 있다.

1) 간·담낭을 영양해 주는 식품

✠ 곡식 : 거두, 적두, 보리, 밀, 메밀, 완두콩

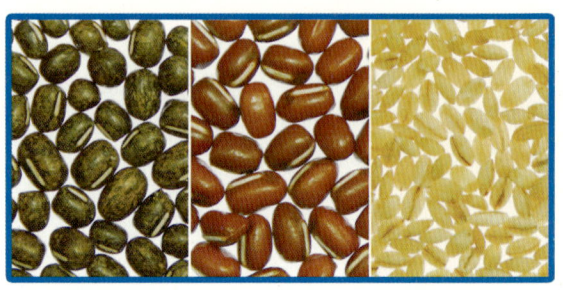

목기를 영양해 주는 곡식으로는 팥이 있다. 팥 중에서 거두라는 것은 푸르스름하기도 하고 약간 회색 빛깔이 보이기도 한다. 적두는 붉은 팥을 말한다. 보리 종류도 여러 가지가 있는데 모두 간담낭을 영양해 준다.

✠ 고기 : 닭고기, 계란, 개고기, 각종 가축의 간과 담낭

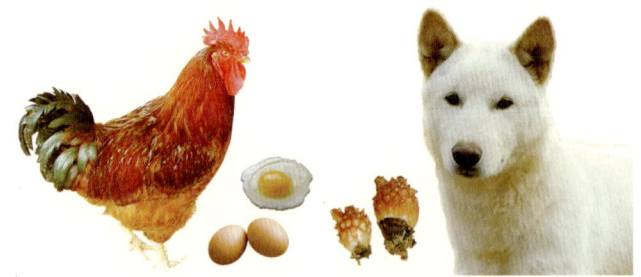

닭고기와 계란은 목기를 영양해 준다. 개고기도 목기를 강하게 하고, 특히 닭의 간이나 개의 간장과 쓸개도 모두 간·담낭을 튼튼하게 하는 좋은 식품에 들어간다. 해산물 중에 멍게는 짠맛도 있지만 신맛도 약간 있다.

✠ 채소 : 깻잎, 부추, 신 김치

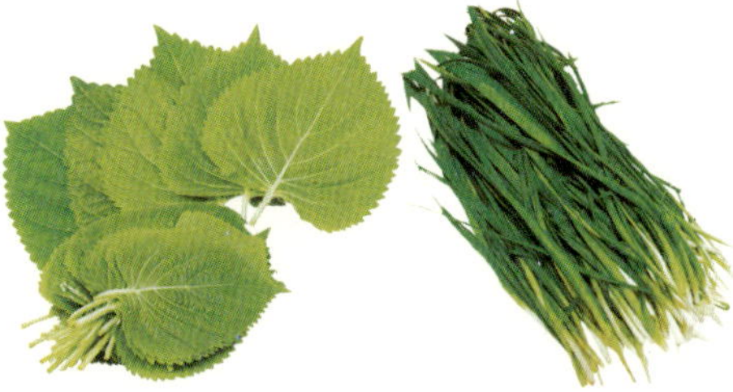

깨 중에서 들깨나 참깨가 모두 고소한 맛으로 목기를 영양해 준다. 그래서 깻잎도 포함된다. 부추는 신맛이 있고, 대부분의 김치는 맵고 짠맛이 있지만 푹 익어서 시어지면 목기가 추가되었다고 본다.

✠ 과일 : 포도, 딸기, 귤, 사과, 유자, 레몬, 오렌지, 키위

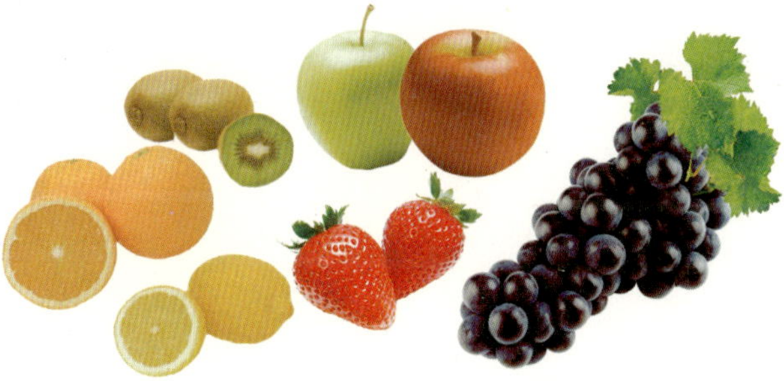

많은 과일들이 신맛과 함께 단맛도 있지만 주 된 맛이 무엇이냐가 중요하다. 목기에 해당되는 사과도 색과는 상관없이 모두 맛이 시다. 빨간색의 딸기도 상당히 신맛이 강하고, 귤과 비슷한 종류의 한라봉, 금귤과 파인애플, 자두도 신맛을 갖고 있다.

✤ 기타 : 들깨, 참깨, 땅콩, 잣, 식초, 오미자

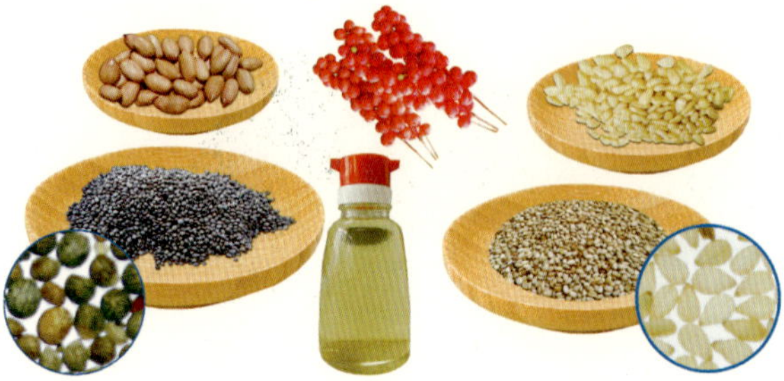

깨를 볶거나 안 볶거나 고소한 맛이 있어서 목기를 영양해 주는 식품에 속한다. 땅속에서 나는 땅콩을 포함해서 나무 위에서 자라는 잣도 고소한 음식이다.

식초도 원료가 무엇이건 간에 발효과정에서 신맛이 생기므로 간·담낭의 영양을 공급하는 조미료가 된다.

오미자는 글자를 그대로 풀어보면 다섯 가지 맛이 있다고는 하지만 실제로는 신맛이 제일 강력하다. 그래서 오미자를 원료로 한 식품들은 목기를 가장 튼튼하게 한다고 본다.

2) 심·소장을 영양해 주는 식품

✤ 곡식 : 수수

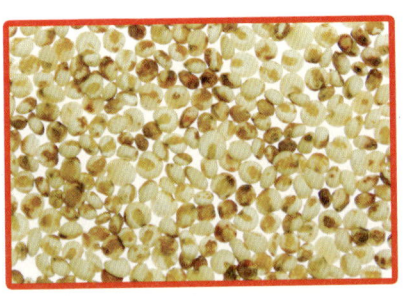

곡식 중에서 화기를 영양해 주는 것은 붉은색의 수수만 있다. 수수의 개량종들이 많이 있지만 모두 심·소장을 건강하게 한다. 수수를 갈아서 부친 수수부꾸미 속에 팥을 넣으면 화기에 목기를 더해서 먹는 것이 된다.

✤ 고기 : 염소고기, 참새, 각종 가축의 심장과 소장

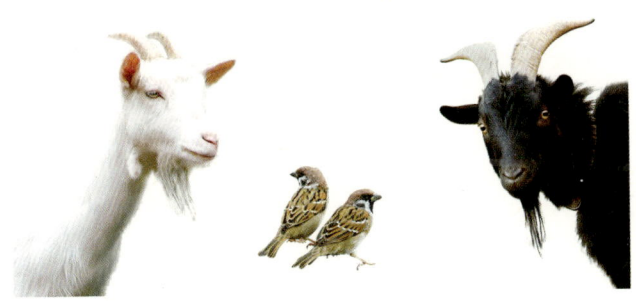

흰 염소든 흑염소든 염소고기는 화기를 건강하게 한다. 그리고 모든 가축의 염통도 심·소장을 튼튼하게 하는 식품이다. 흑염소탕은 심장이 약할 때 먹는 음식이므로 신·방광이 약한 사람에게는 건강에 도움을 주기는커녕 도리어 해가 된다.

✠ 채소 : 상추, 쑥, 쑥갓, 씀바귀, 도라지, 샐러리, 치커리

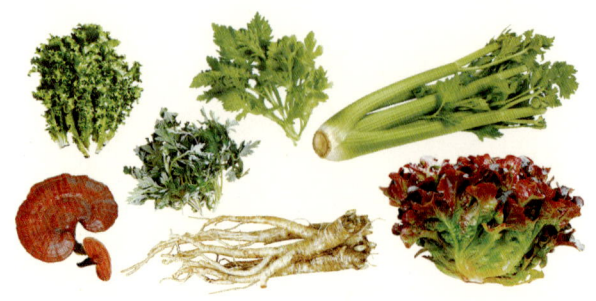

노지에서 자란 상추나 쑥갓은 온실에서 자란 것보다 화기를 더 강화 시킨다. 도라지도 염증을 완화시킨다고는 하지만 폐나 대장이 약할 때는 필요하지 않다. 각종 산나물들은 떫은 맛과 쓴맛이 함께 있다. 그 외에 영지, 고들빼기, 근대도 있다.

✠ 과일 : 살구, 자몽, 은행

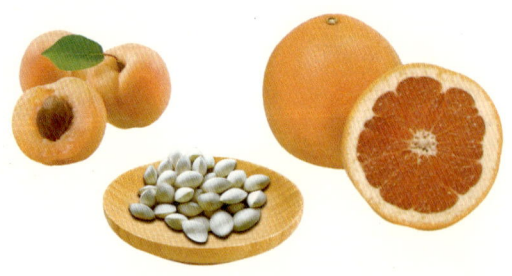

과일 중에서 붉은 속살을 가진 살구가 쓴맛이 있다. 자몽은 감귤과로 겉껍질은 노랗고 속은 붉은빛이다. 다른 과일과 달리 씁쓸한 맛이 있다. 은행도 구워서 먹거나 밥을 할 때같이 넣어서 짓기도 하는데 역시 쓴맛의 식품이다.

✣ 기타 : 술, 커피, 홍차, 영지차, 짜장, 코코아, 녹차

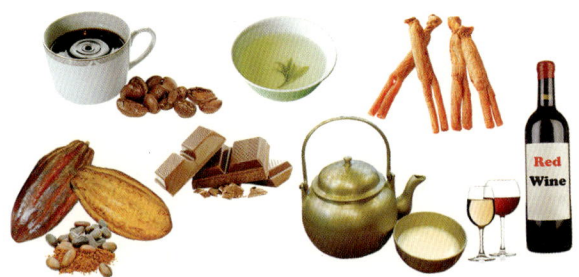

각종 술은 쓴맛이 있어서 심장의 기운을 강화시킨다. 인삼을 원료로 한 홍삼이나 홍차는 모두 화기를 강하게 영양해 주기 때문에 금기나 수기가 약한 사람이 먹게 되면 부작용이 생긴다. 간혹 커피는 몸에 해롭고, 녹차는 건강을 돕는다고 착각하는 사람이 있다. 그런데 이 두 가지 모두 심장이나 소장이 약한 사람에게는 이로운 음식이 된다.

3) 비·위장을 영양해 주는 식품

✤ 곡식 : 기장, 멥쌀, 찹쌀

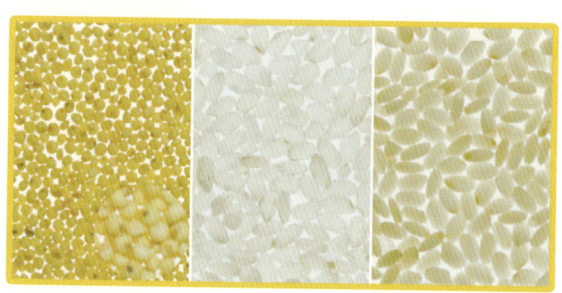

토기를 영양해 주는 대표적인 곡식은 노란 빛깔의 기장을 최고로 친다. 기장의 크기는 수수와 좁쌀의 중간 정도 된다. 기장은 말라도 수분이 많아서 밥을 할 때는 물을 조금만 넣어야 된다. 흰쌀과 찹쌀도 단맛의 곡식에 포함된다.

✤ 고기 : 쇠고기, 토끼고기, 각종 가축의 비장과 위장

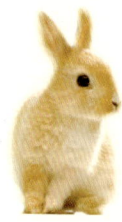 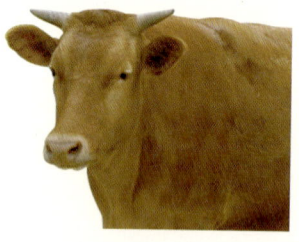

쇠고기는 단맛이 있는데 특히 소의 위장에 해당하는 모든 부위는 토기를 영양해 주는 식품이 된다. 쇠고기를 설탕이나 꿀을 넣어 요리를 하면 단맛을 추가하는 것이고, 쇠고기에 간장을 넣어 장조림을 하면 짠맛을 추가하는 것이다.

✿ 채소 : 호박, 고구마, 양배추, 비름, 미나리, 시금치, 당근

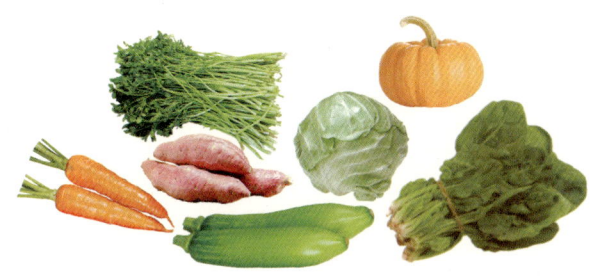

노란색의 늙은 호박도 단 것이고, 파란 호박도 단맛이 아주 많아서 토기를 영양해 주는 식품이다. 고구마도 종류와 상관없이 먹으면 모두 비·위장을 튼튼하게 한다. 양배추나 당근은 날 것일 때는 떫은맛도 있지만 익어버리면 단맛만 느끼게 된다.

✿ 과일 : 대추, 각종 감, 곶감, 참외, 멜론, 수박 속

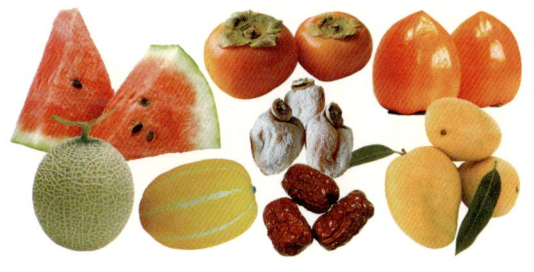

대추는 달면서 상당히 뜨거운 기운이 있다. 딱딱한 단감이나 말랑한 연시나 말린 곶감도 모두 비·위장을 건강하게 한다. 멜론이나 참외, 수박의 빨간 속도 차가운 기운을 가지고 있지만 단맛이 많은 과일이다. 그 외에 망고, 리치, 람부탄이 있다.

✣ 기타 : 설탕, 꿀, 조청, 엿, 포도당, 올리고당, 감초

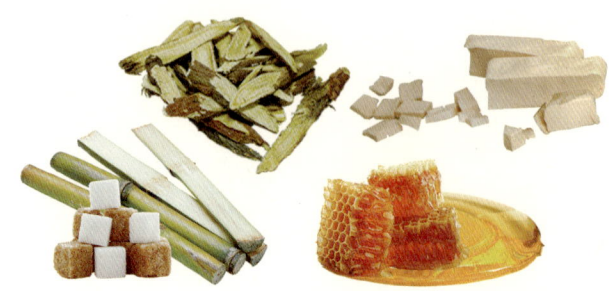

설탕은 사탕수수에서 뽑아내고, 꿀은 벌에서 얻어낸다. 모두 단맛이 무척 강하다. 묽은 조청이나 단단한 엿도 원료에 상관없이 토기를 좋게 하는 단맛이 있다. 약재료로 쓰는 감초는 단맛이 강하기는 하지만 매우 찬 성질을 가지고 있다.

단맛이 필요한 사람에게 쉽게 먹을 수 있게 만든 것이 사탕인데 이 사탕에다 소금을 넣으면 소금 사탕이 된다. 그러면 土에 水가 첨가된 것이다. 또 계핏가루를 넣으면 계피 사탕이 돼서, 土하고 金하고 같이 먹게 된다. 그 외에 바닐라, 스테비아도 있다.

4) 폐·대장을 영양해 주는 식품

✠ 곡식 : 율무, 현미

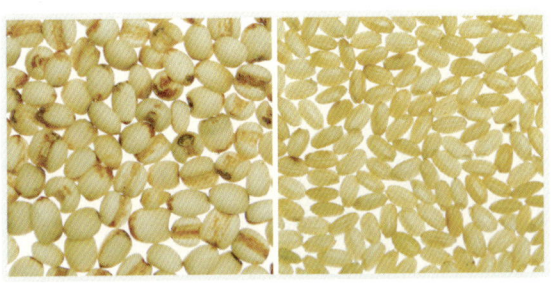

금기를 영양해 주는 대표적인 곡식은 흰 빛깔이 나는 율무가 있다. 율무는 현미보다 매운맛이 더 많다. 현미 중에서 멥쌀 현미나 찹쌀 현미도 모두 매운맛이다. 현미와 율무로 매끼 밥을 해 먹으면 금극목이 돼서 식욕이 떨어지고 살이 빠진다.

✠ 고기 : 말고기, 생선, 조개류, 각종 가축의 폐와 대장

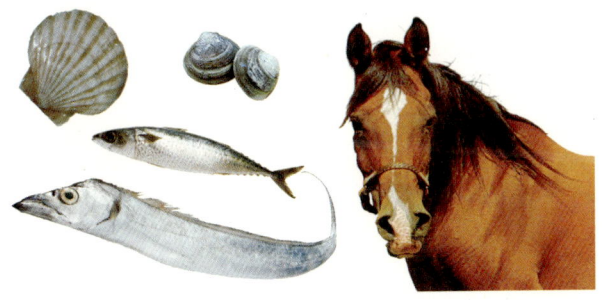

말고기도 매운맛에 속하고 비린내 나는 생선들도 전부 다 금기를 영양해 주는 식품이다. 조개 종류는 비린 맛도 있고 짠맛도 있지만 비린 맛이 강하기 때문에 금기를 포함하고 있다. 비린내가 많이 나는 생선일수록 금기를 더 많이 영양한다고 본다.

✠ 채소 : 배추, 무, 파, 양파, 마늘, 마늘쫑, 각종 고추, 생강

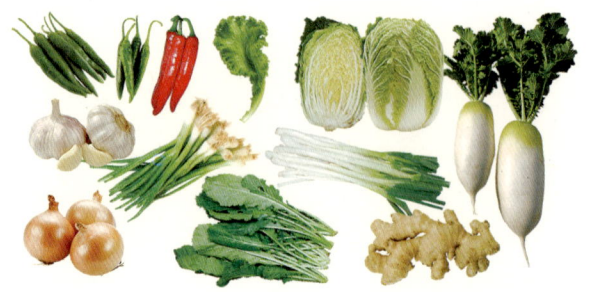

항상 밥상에 오르는 반찬 중에 금기와 수기를 영양해 주는 여러 종류의 김치가 있다. 김치는 매운맛이 있는 배추·무·파·마늘·양파·생강 등을 주재료로 만든다. 그 외에 달래, 겨자잎, 갓, 무순도 있다.

✠ 과일 : 배, 복숭아

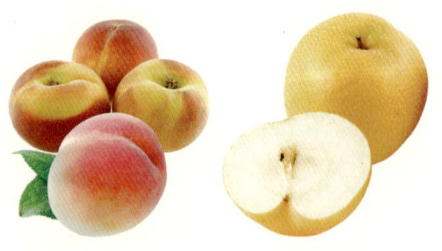

복숭아는 달기도 하고, 신맛도 있고, 매운맛도 섞여 있다. 배도 다른 과일에 비해서 약간 매운맛이 있다. 그러나 요즘은 점점 당도가 높은 것을 개량해서 매운맛이 약해졌다. 폐가 약할 때 배를 삶아 먹으면 효과가 있는 것은 매운맛이 있기 때문이다.

✤ 기타 : 계피, 후추, 고추가루, 겨자, 고추냉이, 박하, 민트류,

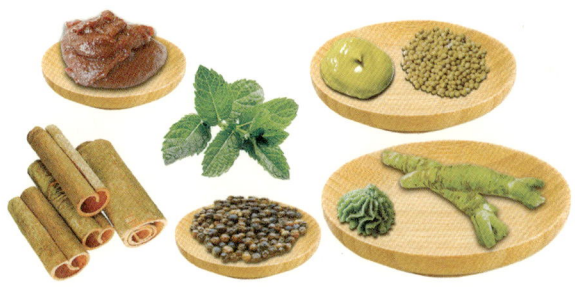

화한 맛이 있는 박하나 각종 민트 종류는 매운맛과 떫은맛이 함께 있다고 본다. 계피나 후추는 맵고 뜨겁고, 겨자나 고추냉이는 찬 성질을 가지고 있다. 고추장이나 고추장아찌는 매운맛에 짠맛이 추가된 것이다.

5) 신·방광을 영양해 주는 식품

✠ 곡식 : 서목태, 서리태, 노란콩, 밤콩

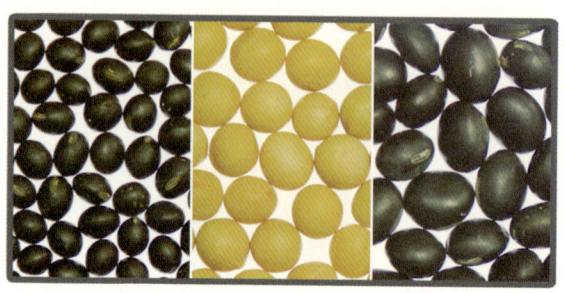

수기를 튼튼하게 하는 대표적인 곡식은 서목태이다. 다른 이름으로 쥐눈이콩이나 약재료로 사용해서 약콩이라고도 한다. 그 외에 서리가 온 후에 먹는 서리태, 메주와 두부를 만드는 노란 콩은 흰 콩·장콩·메주콩이라고 부른다.

✠ 고기 : 돼지고기, 해산물, 각종 가축의 신장과 방광

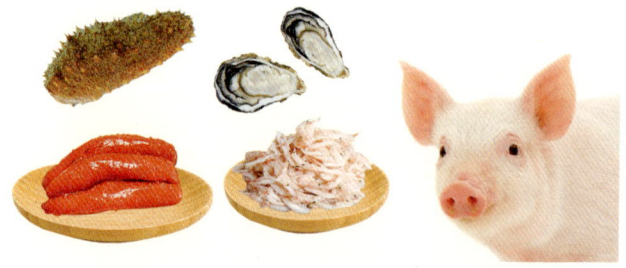

고기 중에서 돼지고기는 짠맛이 있다. 소금을 넣은 각종 젓갈류도 수기에 영양을 주는 식품이다. 생선이나 조개류나 해초류도 비린맛도 있지만 짠물의 바다에서 생산한 것이므로 신·방광을 건강하게 한다. 그 외에 뱀, 가축의 생식기도 포함된다.

✤ 채소 : 콩잎, 두부, 파래, 미역, 김, 다시마, 톳, 함초

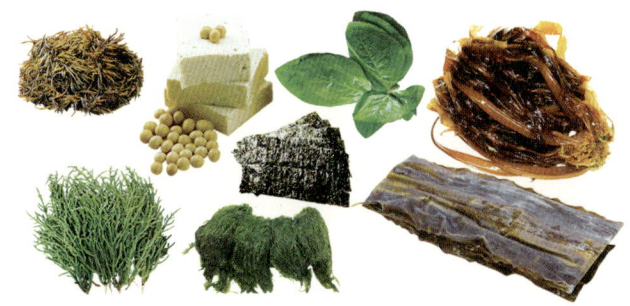

콩으로 만든 두부나 비지도 신방광을 좋게 한다. 바다에서 나는 수기에 영양을 도와주는 대표적인 식물로 김이나 미역이나 다시마가 있고, 톳이나 함초도 짠맛이 강하다. 파래는 떫은맛도 약간 포함되어 있다.

✤ 과일 : 밤, 수박겉, 박

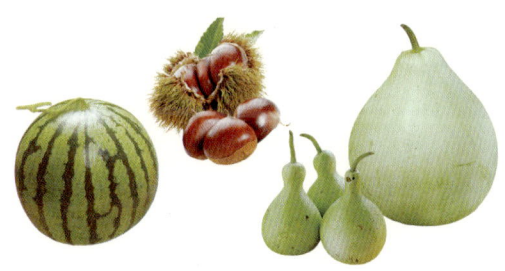

밤은 지린맛으로 신장과 방광을 건강하게 한다고 해서 한약을 달일 때 많이 사용했다. 예전에 수박은 하얀 부분이 빨간 부분보다 많았다. 수박 껍질 쪽으로는 지린맛이 있기 때문에 수기를 튼튼하게 도와준다.

✤ 기타 : 소금, 간장, 된장, 장아찌, 치즈

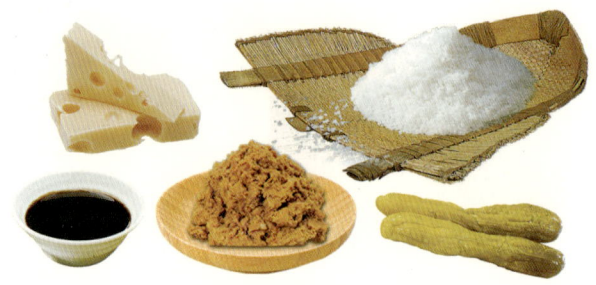

바다에서 나오는 소금기를 가지고 있는 모든 식품은 일단 수기가 포함되었다고 본다. 이 소금을 주원료로 한 된장이나 간장이나 매운 고추로 만든 고추장도 모두 신·방광을 영양해 주는 식품이다. 간장이나 된장이나 고추장을 원료로 한 각종 장아찌도 수기를 튼튼하게 한다.

6) 심포·삼초를 영양해 주는 식품

✤ 곡식 : 녹두, 옥수수, 조

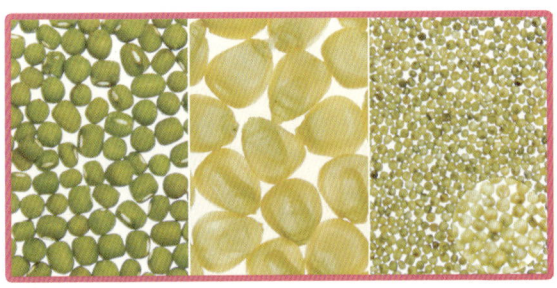

상화기를 좋게 하는 대표하는 곡식은 녹색 빛깔의 껍질을 가지고 있는 녹두다. 속은 황금빛에 가까운 누르스름한 색을 띠고 있고, 맛이 상당히 떫다. 해독력도 뛰어나서 약물복용에 따른 부작용을 해소 시키고 염증을 제거시킨다. 옥수수와 조도 떫다.

✤ 고기 : 양고기, 오리고기, 오리알, 문어, 낙지, 새우, 게

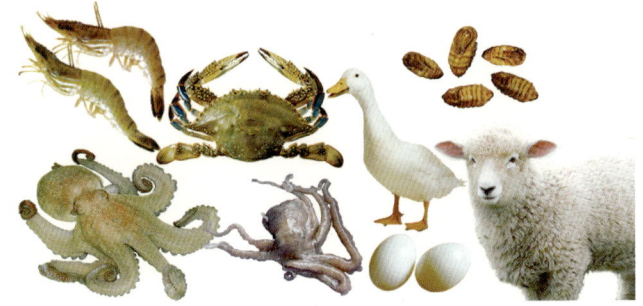

염소와 비슷한 양고기는 상화기를 건강하게 한다. 오리고기와 오리알과 꿩도 담백한 맛이 있고, 큰 새우는 머리 부분과 게는 연한 부위의 껍질을 통째로 씹으면 떫은맛을 더 섭취하게 된다. 그 외에 전복, 문어, 낙지, 번데기도 있다.

✤ 채소 : 콩나물, 숙주나물, 고사리, 감자, 오이, 각종 버섯

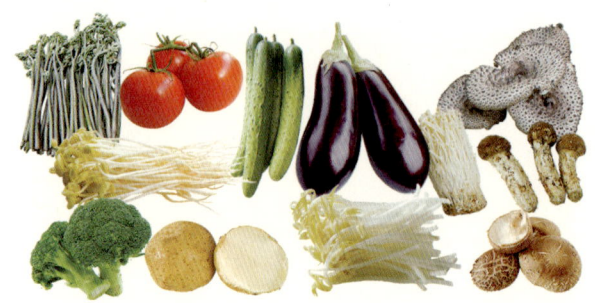

감자 중에서 특히 돼지감자는 떫은맛이 더욱 강하다. 송이 · 느타리 · 표고 · 팽이 · 능이버섯류는 날내가 강하여 좋은 식품이 된다. 그 외에 토마토, 가지, 머위, 고비, 두릅, 아욱, 우엉, 토란, 연근, 곤약, 죽순, 브로콜리가 있다.

✤ 과일 : 바나나, 모과, 매실, 호두, 아몬드

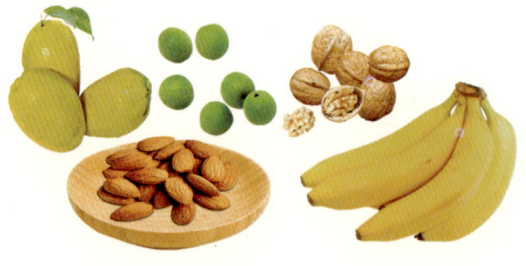

모든 견과류는 껍질 부분에 상화기를 영양해 주는 떫은맛을 포함하고 있다. 바나나는 달면서도 껍질 쪽에 떫은맛도 있다. 모과나 매실은 신맛도 많고 떫은맛도 강하다. 호두나 아몬드는 고소하면서도 떫다.

✤ 기타 : 도토리, 요구르트, 코코아, 콜라씨, 각종 발효식품

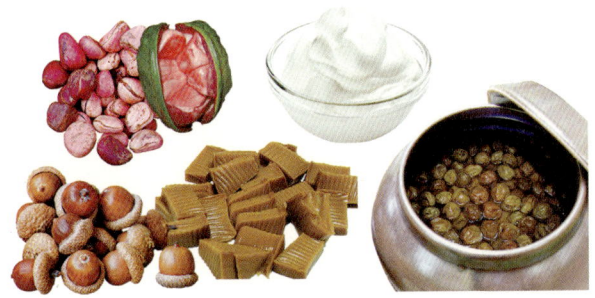

도토리가 떫은맛이 있는데 묵을 쑤어 먹는다고 분말을 만들 때 너무 많이 우려내면 상화기를 없앤 식품이 된다. 도토리묵이 맛있다는 것은 약간은 아린듯하면서 떫은맛이 좋아서인데 잘못된 생각으로 심하게 우려내면 안 된다. 콜라나무의 잎과 씨에 있는 콜라닌이 상당히 떫어서 심포·삼초를 건강하게 한다. 요구르트나 간장과 된장이나 김치같이 발효된 모든 음식은 상화기를 영양해주는 식품이다.

쉬어가기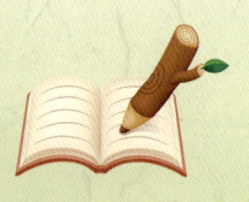

1. 목기를 영양해 주는 맛은?
   ① 단맛 ② 신맛 ③ 비린맛 ④ 매운맛

2. 짠맛을 싫어하는 체질은?
   ① 토기 ② 화기 ③ 수기 ④ 금기

3. 단맛은 어느 장부를 영양 해 주나?
   ① 간담낭 ② 비위장 ③ 심소장 ④ 신방광

4. 각종 식초를 먹으면 어느 장부가 튼튼해지나?
   ① 비위장 ② 간대장 ③ 간담낭 ④ 폐소장

5. 매운맛을 대신하는 맛은?
   ① 비린맛 ② 쓴맛 ③ 고소한맛 ④ 아린맛

6. 바다음식은 대체적으로 어느 기운을 좋게 하나?
   ① 수기 ② 목기 ③ 화기 ④ 상화기

7. 화기를 영양해 주는 맛이 아닌 것은?
   ① 불내나는 맛 ② 단맛 ③ 쓴맛 ④ 탄내나는 맛

8. 장하에 먹으면 좋은 과일이 아닌 것은?
    ① 수박속 ② 오렌지 ③ 메론 ④ 참외

9. 반찬에 매운 고추를 많이 넣으면 싫어하는 사람은?
    ① 금형 ② 목형 ③ 화형 ④ 수형

10. 된장찌개 재료 중 토형이 좋아하지 않는 것은?
    ① 두부 ② 매운 고추 ③ 호박 ④ 감자

11. 목화기체질이 제일 좋아하는 음식의 맛은?
    ① 쓴맛 ② 매운맛 ③ 단맛 ④ 떫은맛

12. 양고기는 어느 장부가 약할 때 좋은가?
    ① 심포삼초 ② 폐대장 ③ 비위장 ④ 심소장

13. 상화기를 영양해 주는 곡식이 아닌 것은?
    ① 녹두 ② 현미 ③ 조 ④ 옥수수

14. 달고 매운 음식을 좋아하는 체질은?
    ① 수형 ② 목형 ③ 화형 ④ 토형

15. 술을 많이 마셔도 금방 취하지 않는 체질은?
    ① 목형 ② 화토형 ③ 상화형 ④ 금수형

정답	1	2	3	4	5	6	7	8	9	10	11	12	13	14	15
	2	3	2	3	1	1	2	2	1	3	2	1	2	2	4

8

육기가 지배하는 부위

얼굴

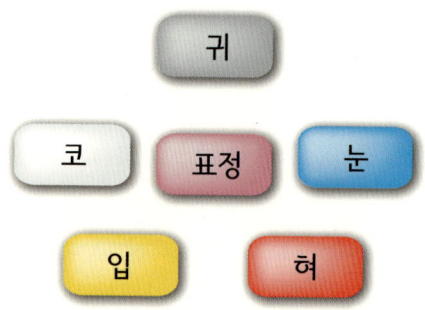

얼굴에서 이목구비를 포함하여 입속의 혀와 얼굴의 표정을 포함해서 육기로 나누어 본다.

✱ 눈은 담낭의 경락이 시작되면서 목기의 영향을 받는다.
✱ 혀는 심장이 지배해서 화기의 영향을 받는다.
✱ 입술과 입안은 비위장이 지배한다.
✱ 코는 대장경락 끝이고 폐와 연결되어 금기가 지배한다.
✱ 귀는 수기에 해당하는 신방광이 지배한다.
✱ 얼굴 표정은 상화기가 지배하므로 심포삼초가 튼튼하면 표정도 자연스러워진다.

1) 눈

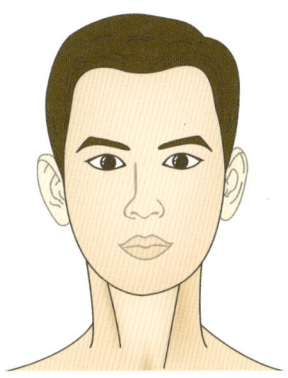

　목기(木氣)는 눈을 지배한다. 얼굴의 눈꼬리 옆에서 담낭의 기가 시작되어서 눈이 피곤하면 간이 약한지 의심해봐야 한다. 눈이 침침하고 눈물이 나며, 눈앞이 뿌옇게 흐려지면 신맛의 음식을 먹는다. 음식만으로 좋아지는 속도가 느릴 때는 눈 옆에 있는 담낭의 침자리인 동자료에 자극을 주면 눈의 피로가 빠르게 회복된다. 자석테이프를 붙여놓거나 지압봉으로 지압을 해도 효과가 있고, 따뜻한 손이나 물수건을 이용해서 지긋이 눌러줘도 혈액순환이 좋아져서 눈이 편안해진다.
　간담낭이 약해지면 안구건조증이나 다래끼가 생기기도 하고, 사팔눈이 되기도 한다. 오른쪽으로 사시가 있다면 오른쪽의 간경락이나 담낭경락이 많이 나쁘다고 판단한다. 후천적으로 사시가 된 것은 치료가 가능하다.
　그러나 눈알이 빠질 것 같거나 쏟아질 것 같은 증상이 복합적으로 있다면 신맛과 함께 짠 음식도 추가해서 먹어야 한다.

2) 혀

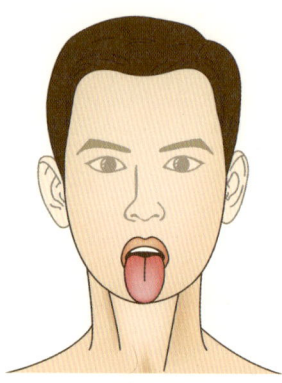

　화기(火氣)는 입안의 혀를 지배한다. 심장에 열이 생기면 혀도 열이 나서 붉은 기가 자줏빛같이 변한다. 또는 혀에 붉은 반점이 보이기도 한다. 몸이 정상으로 돌아오기 시작하면 붉은 기운이 옅어지고 거무스름해진다. 입안이나 입술은 멀쩡하고 혀만 아프면 쓴 것만 먹어도 되지만 보통은 입과 혀가 동시에 문제를 일으킨다. 혀가 갈라지거나 패어있고 괴사가 있으면 단맛과 함께 쓴맛의 음식을 무척 많이 먹어야 한다. 단맛과 쓴맛이 같이 있는 초콜릿을 먹어도 효과를 본다.

　심장이 약한 사람은 혀가 잘 움직이질 않아서 말을 더듬을 때가 있다. 그래서 낯선 사람 앞에서 말을 시작할 때 처음에는 더듬다가 심장이 안정을 찾게 되면 정상으로 돌아오기도 한다. 긴장이 더해지면 아예 혀가 굳어서 말이 안 나온다. 이런 일이 잦은 사람은 남 앞에 서기 전에 처음부터 쓴맛의 커피나 녹차나 아니면 술이라도 조금 마셔주면 말을 쉽게 시작할 수 있게 된다.

3) 입

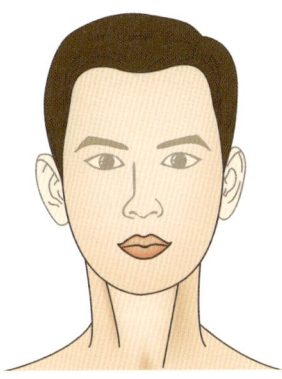

토기(土氣)는 입을 지배한다. 입술과 잇몸과 입안 모두를 말한다. 입술 자체가 갈라지거나, 부르튼 것은 위장이 약해졌다고 알아야 한다. 입안에 하얀 막이 생겼다가 벗겨진다거나 입안의 천장과 아래에 구멍이 숭숭 뚫려있기도 한다. 좋아질 때까지 설탕이나 엿이나 속이 매스꺼울 정도로 단 것을 실컷 먹으면 금방 낫는다. 위장에 열이 있으면 감초를 삶아 먹어도 좋다.

만약 아랫잇몸이나 아랫입술은 심하지 않고, 위에 입술이나 윗잇몸만 문제가 생긴 것이라면 그것은 대장도 약해진 상태이다. 이때는 단 것뿐만 아니라 매운 것도 같이 먹는다.

치아가 썩은 것도 아닌데 입 냄새나는 것은 배 속에서 올라오는 것이기 때문이다. 이 경우에는 과식하지 말고 찬 음식을 피하면서, 단것을 먹어서 위장을 따뜻하고 편안하게 다스려야 한다.

예외로 입 가장자리만 트거나 찢어졌을 때 목기가 약해진 것으로 보고 신맛이 강한 과일이나 음료를 먹도록 한다.

4) 코

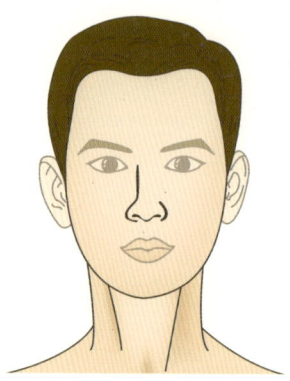

　금기(金氣)는 코를 지배한다. 금기에 속하는 폐가 약하면 코에 문제가 생긴다. 대장경락이 끝나는 지점에 콧방울이 있어서 대장이 약해지면 코 병이 생기기 쉬워진다.
　폐가 추우면 코도 추운 것이라 찬바람이 코를 통해서 들어올 때 빨리 덥히질 못 해서 재채기를 하게 된다. 추운 상태로 방치하면 맑은 콧물이 흐르다가 누런 코가 생기고 염증이 심해져서 축농증을 만든다. 이런 지경이 되기 전에 매운 것을 충분히 먹고 코를 힘차게 풀어서 뚫어줘야 한다. 콧물이 나오거나 막히는 것도 뜨겁고 매운 것을 먹게 되면 폐가 더워지면서 코를 풀어낼 수 있는 능력이 생긴다.
　폐나 대장경락이 막혀있을 때 침을 놓거나 해서 경락을 소통시켜주지 않으면 코로 인해서 눈까지 나쁜 영향을 일으키게 된다. 냄새를 못 맡거나 숨을 쉴 때 콧방울만 들썩이는 것도 폐가 약한 증상 중의 하나이다.

5) 귀

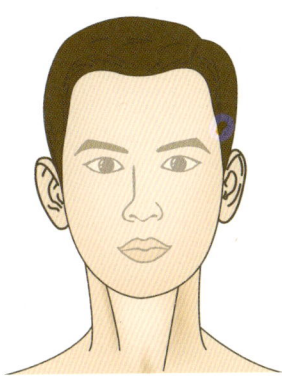

　수기(水氣)는 얼굴 중에서 귀를 지배한다. 귀에 각종 문제가 생긴다는 것은 신방광이 약해졌다는 것을 말한다.
　귀가 가려운 듯싶어서 손가락을 넣고 후볐는데도 계속해서 귀에 손이 가는 것은 몸에서 짠맛의 음식을 달라는 신호다. 처음에는 맑은 물이 생기다가 끈끈한 진물이 고이게 된다. 그런데도 짠 것을 먹지 않고 반대로 쓴맛의 커피에다 설탕을 듬뿍 넣어서 마시면 안 된다. 그러면 신방광이 더 약해지면서 썩은 냄새가 나는 진물이 흐르게 된다. 귀에서 소리가 나는 것도, 외부의 소리를 못 듣게 되는 것도 모두 수기운이 떨어져 있다는 뜻이다.
　억지로 소금만 먹으려고 할 것이 아니라 음식을 짜게 만들어 먹으면 된다. 된장찌개나 미역국도 짭짤하게 끓이고, 각종 젓갈과 생선도 소금을 뿌려 구워서 맛있게 실컷 먹고 나면 귀가 저절로 낫는다. 만약 짠맛의 음식을 충분히 먹었는데도 별로 좋아지지 않으면 그때는 귀 주위의 머릿속이 굳어 있다고 보면 된다.

6) 표정

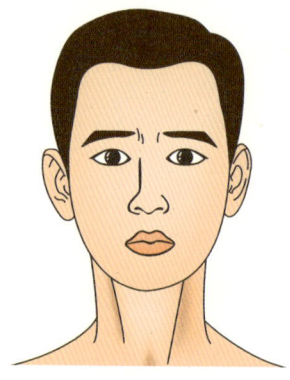 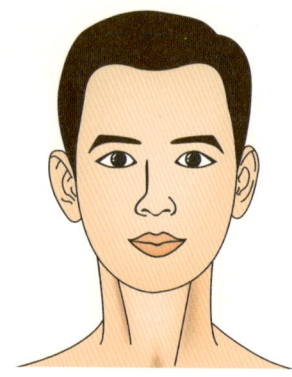

상화기(相火氣)는 얼굴 표정을 지배한다. 표정이 자연스럽다면 심포삼초가 건강한 사람이고, 표정이 웃는지 우는지 알 수가 없다면 상화기가 나빠졌을 때이다.

보는 능력, 맛보는 능력, 냄새 맡는 능력, 듣는 능력도 육기와 관련지어 말할 수 있다. 토기가 좋고 상화가 좋으면 맛보는 능력이 좋아진다. 폐대장과 심포삼초가 튼튼하다면 냄새 맡는 능력이 뛰어나게 된다. 그리고 수기와 상화 기운이 좋다면 듣는 능력도 역시 좋을 것이다.

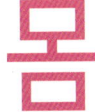

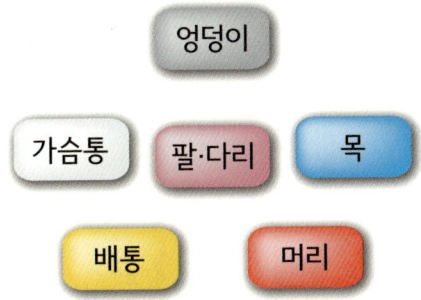

몸통 전체를 세로로 구분해서 머리, 목, 가슴통, 배통, 엉덩이, 사지로 나눌 수 있다.

✱ 목의 부분은 木이 지배한다.
✱ 얼굴 전체는 火가 지배한다.
✱ 배통은 土가 지배한다.
✱ 가슴통은 金이 지배한다.
✱ 엉덩이는 水가 지배한다.
✱ 팔과 다리는 相火가 지배한다.

1) 목

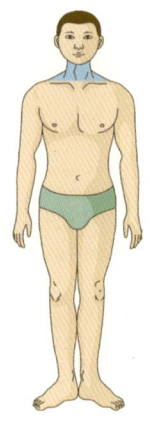

얼굴과 어깨 사이의 목 부위는 목기(木氣)가 지배한다. 간담이 크게 태어난 목기체질은 목이 길고, 반대로 간담낭이 작게 태어난 금기체질은 목이 짧게 생겼다.

목소리가 편하게 나오지 않고 걸림이 있으며, 갈라지거나 쉰 소리가 나면 간담낭이 약해진 것으로 본다. 얼굴이 긴 목형은 어지간히 목소리를 써도 쉽게 상하지 않는다. 그러나 목기가 약해지는 봄에는 아무리 간담낭이 좋은 사람이라도 목이 불편해진다. 신맛의 과일을 밥 삼아서 먹을 정도로 많이 먹지 않으면 소리가 입 밖으로 나오지 못하고 기어 들어가게 된다. 목기를 영양해 주기 위해 달걀에 식초를 타서 먹기도 한다.

목 안에 갑상선이 있다고 해서 갑상선에 이상 있는 사람이 신 것을 먹으면 좋다고는 하지 않는다. 갑상선은 목기가 아닌 수기가 지배하기 때문이다. 또 목의 피부에 발진이 생겼다고 하면 간담낭보다는 금기가 약한가를 살펴야 한다.

2) 머리

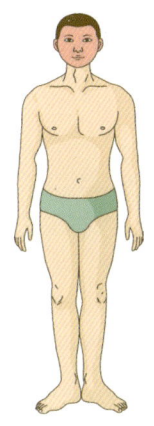

얼굴은 화기(火氣)와 관련이 있다. 심장이 약해지면 볼이 붉어지는데 그 이유는 소장 경락이 관골을 지나가기 때문이다. 심장 나쁜 맥이 강하면 머리카락까지도 붉어진다. 얼굴 전체가 화사하게 붉어 보이는 것은 당연히 심소장이 건강한 것이다.

얼굴에는 육부의 경락이 모이는 곳으로 육부가 건강해야 얼굴에 잡티가 없고 생기가 돈다. 얼굴이 자주 부어 있으면 머릿속에 혈관이 막혀서 머리를 빗어보면 굳어 있는 일이 종종 있다. 성형에 의해서 얼굴 근육이 굳어 들어가면 건강도 해치고 자연스러운 표정을 지을 수 없게 된다.

술을 마셨거나 열이 많이 나는 음식 섭취에 의해서 붉어질 수도 있는데 그때는 얼굴에 열을 내려주는 것이 우선이다. 얼굴이 붉다고 무조건 심장이 약하다고 판단해서 쓴 것을 먹으면 안 된다. 여러 가지 원인이 있으므로 반드시 맥을 확인하고 치료해야 한다. 여드름이 심한 것은 그 원인이 위장에 있을 때가 많다.

3) 배통

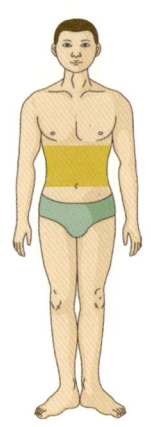

　명치에서 배꼽 사이의 배통 전체는 토기(土氣)가 지배한다. 토기가 좋으면 위장이 위치해 있는 배통이 크고, 명치에서 배꼽 사이가 상당히 긴 것을 알 수 있다.

　위장이 나쁘면 배꼽 위와 등 뒤도 같이 아프게 된다. 그리고 급체를 한때에도 복통과 더불어 등이 결리는데 등을 두드려주면 복통을 완화시킬 수 있다. 먹은 음식을 소화시키지 못하고 배가 차가워지면 등도 함께 사늘하게 식게 된다. 이때는 뜨겁고 단 것을 먹고, 배와 등을 뜨겁게 찜질해주거나 아니면 살살 눌러주는 것도 효과가 있다. 추가해서 위장의 통혈인 족삼리라는 침자리에 자극을 줘서 풀어주면 도움이 된다.

　옛날 우리 할머니들은 손자가 배앓이를 하면 따뜻한 손으로 만져주거나 따끈한 물수건을 배에 올려주시기도 했다. 그런데 무얼 잘 모르는 엄마들은 자기가 나쁜 음식을 줘서 탈이 난 것을 반성은 안 하고, 약만 먹여서 부작용에 시달리게 만든다.

4) 가슴통

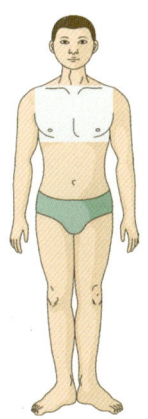

목젖 부위에서 명치 사이의 가슴통은 금기(金氣)가 지배한다. 폐가 위치하고 있는 부분으로, 기침을 심하게 하는 사람은 가슴통이 차가운 경우가 많다. 등이 서늘하면서 기침이 발작적으로 나올 때 뜨겁고 매운 것을 먹으면 진정이 된다. 어깨 밑에서 견갑골 주위에 결림이 있다고 해서 함부로 주사를 맞으면 안 된다. 당장은 효과가 있는듯해도, 주사약의 부작용으로 시간이 지나면서 견갑골 주위 근육뿐 아니라 폐까지 굳어지기 때문이다. 현미나 율무를 포함해서 매운 것을 먹도록 한다.

토기와 금기가 같이 약해지면 얼굴뿐 아니라 앞 가슴과 등을 포함해서 허리 부위도 여드름이 생긴다. 달고 매운 것을 적게 먹어서인데 심해지면 커다란 농이 피부 깊이 박히게 된다. 이럴 때 쓴맛이 강한 항생제 같은 약물 복용에 의해 화극금되면 폐대장은 더욱 망가진다. 따라서 여드름과 가려움증을 동반한 각종 피부병이 여기저기에 생긴다.

5) 엉덩이

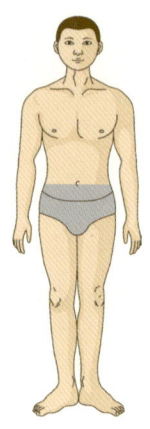

배꼽에서 고관절 부위까지의 엉덩이는 수기(水氣)가 지배한다. 여성의 엉덩이가 차거나 근육이 뭉쳐 있으면 난소를 포함한 자궁에 각종 병이 생기고, 심하면 다리에 저림이 온다. 엉덩이가 차가워지는 이유는 항생제와 같은 약물을 주사하면서 근육이 굳어 들어가면서 시작되는 일이 흔하다. 돌 같은 덩어리가 박혀있는 쪽의 난소는 제 기능을 다하지 못한다. 남성의 엉덩이가 차갑고 굳어 있으면 방광이나 전립선에 이상이 생긴다.

　방광이 약해진 맥이 보일 때는 꼬리뼈 좌우에 있는 방광의 기가 잘 흐르지 못한다. 그리고 꼬리뼈 주위가 굳어지고 다음과 같이 소변에도 문제를 일으키게 된다. 소변 줄의 힘이 약하거나 소변이 시원하게 끝나지 않는다. 웃거나 뛰거나 하면 소변이 저절로 나오게 되고, 방광에 소변이 조금만 차여 있어도 참지 못하고 화장실로 뛰어간다. 그대로 방치하면 치질도 쉽게 생기고 엉덩이 주위에 대상포진도 생긴다.

6) 사지

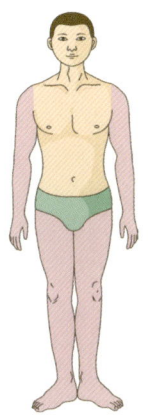

상화기(相火氣)는 목부터 고관절 부위를 뺀 나머지 팔과 다리를 지배한다. 팔과 다리에 있는 여섯 개의 관절은 제각각 육기가 다르게 지배하지만 상화기의 영향도 함께 받는다고 본다. 토기가 지배하는 무릎 관절에 염증이 생기면 단 것만 아니라 떫은맛이 있는 녹두 생식도 함께 먹어야 한다. 손목의 염증도 역시 매운 것과 떫은 것을 같이 먹어야 효과가 빠르다.

팔다리의 모든 관절이 동시다발적으로 통증이 오거나 통증이 이동하기도 하면 상화가 약해진 것이다. 팔의 안쪽과 바깥쪽의 정중앙으로 심포경락과 삼초경락이 흐르면서 손을 지배하기 때문이다. 그래서 손의 각종 문제가 있으면 상화를 영양해 주는 떫은 음식을 충분히 먹어야 한다. 심포삼초가 지배하는 신경이 극도로 예민해져있을 때도 손마디와 발가락 마디에 불편함을 호소하는 일이 많다. 이때도 역시 약이 아니라 떫은맛의 음식을 먹는 것을 우선해야 한다.

관 절

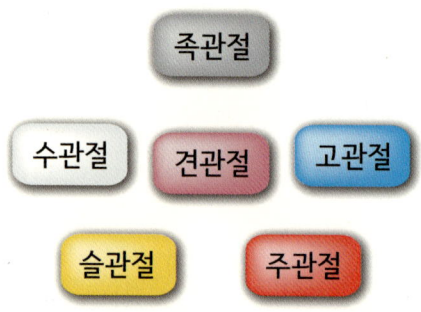

뼈와 뼈 사이에 위치하여 뼈를 서로 연결해 주고 있는 관절은 척추를 빼고 크게 여섯 개로 구분한다. 팔에 큰 관절이 세 개가 있고 다리 쪽에 큰 관절이 세 개가 있는데, 이 여섯 개 관절들은 제각각 육장육부와 연결이 되어 있다.

* 견관절인 어깨와 손 전체는 상화기가 지배한다.
* 주관절인 팔꿈치와 상완은 화기가 지배한다.
* 수관절인 손목과 손목 위의 하완은 금기가 지배한다.
* 고관절인 사타구니와 발 전체는 목기가 지배한다.
* 슬관절인 무릎과 대퇴부는 토기가 지배한다.
* 족관절인 발목과 종아리는 수기가 지배한다.

1) 고관절

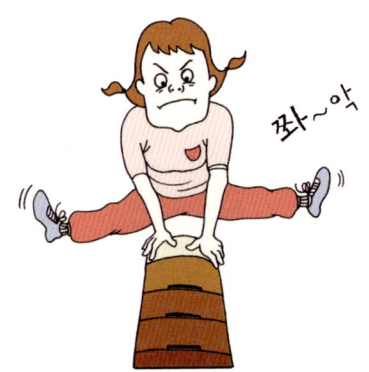

목기는 엉덩이와 다리를 연결하는 고관절과 발가락을 포함하여 발등과 발바닥 전체를 지배한다. 간경락과 담낭경락이 고관절 앞쪽으로 지나가면서 영향을 준다.

고관절이 뻑뻑해서 양다리가 좌우로 편하게 벌어지지 않는 것은 고관절을 지나가는 간담낭의 경락이 굳어졌다는 것이다. 많이 걷거나 해서 근육에 무리가 오면 얼른 신 것을 충분히 먹어야 하는데, 그대로 방치하면 고관절 부위의 임파가 단단하게 뭉쳐 아파서 제대로 걷지 못하게 된다. 때로는 발바닥의 오목하게 팬 부분으로 땅김이 생겨서 바닥에 주저앉아 일어나지 못하는 일도 벌어진다.

목기가 나빠진 채로 방치하면 발가락이 휘어지거나 틀어지고 오그라들기도 한다. 고관절에 염증이 생기거나 연골이 닳을 정도면 목기가 약한 맥이 보일 가능성이 많다. 그러면 간경락상의 태충이나 담낭경락의 통혈인 임읍에 강자극을 해야 한다.

2) 주관절

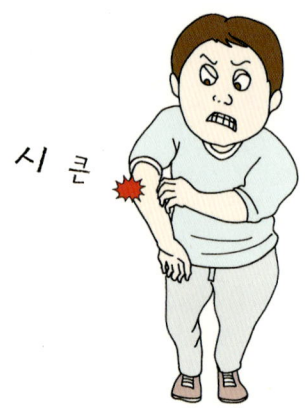

 화기가 지배하는 관절은 팔꿈치인 주관절과 그 위의 상완이다. 심장경락과 소장경락이 팔꿈치 쪽을 지나면서 영향을 준다.
 팔꿈치가 저리고 시리면 심장이 약하다고 볼 수 있다. 컴퓨터 자판을 손가락으로 치는데도 불구하고 팔꿈치가 시큰거리기도 한다. 팔꿈치에 이상으로 손을 어깨 쪽으로 못 굽혀서, 세수를 못한다거나 머리를 못 감는 일도 있다. 증상이 심하면 쓴맛의 음식을 먹고 심소장 경락의 통혈인 소부와 후계에 침을 놓으면 빨리 부드러워진다.
 주관절 위의 상완이 시리거나 단단하게 굳어서, 누르면 아프기도 하는데 이때 화기의 문제가 아닐 수도 있다. 상완을 통과하는 경락 중에 어느 경락이 지나는 지점인지 살펴봐서 거기에 맞는 해결책을 찾아야 할 때도 있다. 근육이 굳은 것이면 근육을 풀어 내야 하고, 양유맥 따라 냉기가 흐르면 외관에 침을 놓거나 떫은 것을 먹어서 기가 돌게 만들기도 해야 한다.

3) 슬관절

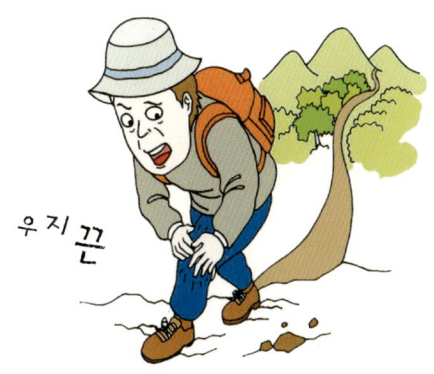

　토기가 지배하는 관절은 무릎인 슬관절과 대퇴부다. 무릎 앞쪽으로 비장과 위장경락이 지나가면서 영향을 준다.
　무릎이 시려서 손을 얹으면 손이 차가워지고, 무릎에서 자갈 부딪히는 소리가 나거나 물이 고이고 붓기도 한다. 대퇴부를 누르거나 꼬집어서 감각이 둔할 때도 비위장이 약해진 것이다.
　산을 내려올 때 비장경락과 위장경락이 땅겨져서 내려오기 어려울 때도 있다. 무릎에 힘이 쭉 빠져서 잘 걸어지지 않고 자꾸 주저앉고 싶을 때는 토기를 영양해 주는 단맛의 음식을 먹으면 된다. 설탕이나 엿 등을 가지고 가서 내려오면서 먹으면 편하게 내려올 수 있다.
　단것을 먹고 비위장의 침자리에 침을 놓아도 좋아지지 않으면 무릎 안쪽의 비장경락을 살펴봐야 한다. 이곳에 근육이 뭉치고 손으로 눌러봐서 작은 알갱이가 촘촘히 박혀있다면 그것을 제거해 줘야만 치료가 된다.

4) 수관절

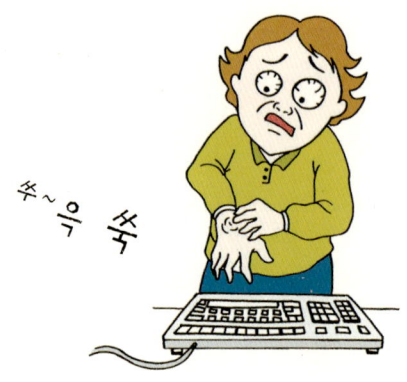

　금기가 건강한 사람은 수관절과 하완이 튼튼하다. 엄지손 가까이로 폐경락과 대장경락이 지나면서 손목 관절에 영향을 준다.
　손목의 힘이 세서 팔씨름을 잘 하는 사람은 전체적인 체력이 좋다기보다는 금기가 특별히 좋은 사람이다. 반대로 매달리기를 시작하면 철봉을 잡자마자 바로 떨어지는 사람은 폐대장이 약한 사람이다. 팔씨름을 하거나 매달리기를 하기 전에 매운맛의 음식을 넉넉히 먹으면 손목에 힘이 강해진 것을 알게 된다.
　손목 관절을 많이 사용하는 사람은 다른 사람보다 매운 음식을 더 먹도록 해야 한다. 반대로 커피나 녹차같이 쓴맛의 차를 먹게 되면 손목의 힘이 빠지고 시큰거려서 일을 못하게 된다. 더 심해지면 손목에 염증이 생기기도 한다.
　손목에서 팔꿈치 사이의 하완이 주로 가렵거나 붉어지는 것도 쓴 것을 지나치게 먹었거나, 매운 음식을 필요한 양보다 너무 적게 먹어서 생기는 결과이다.

5) 족관절

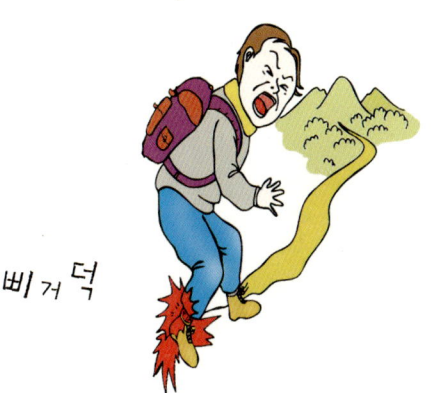

 수기가 좋은 사람은 족관절과 종아리가 건강하다. 발목의 안쪽 복숭아뼈로 신장경락이 지나가고, 바깥 복숭아뼈로 방광경락이 지나가면서 영향을 준다.
 등산을 하다가 발목이 시큰거리고 종아리가 땅겨서 아파하는 사람이 있다. 이때 발목에 힘이 생기고 종아리가 편안하게 올라가려면 짠 것을 먹으면 된다. 반대로 쓴 술을 마시거나 꿀물을 진하게 먹으면 안된다. 그러면 발목이 땅을 디디는 힘이 부족해져서 발을 접질리기 쉬워진다. 발목을 다쳐서 깁스를 하고 지내다가, 깁스를 풀고 병원을 나서자마자 또 삐꺽해서 다시 깁스를 하고 오는 처지가 되기도 한다. 오른쪽에 수기가 약한 맥이 보이면 오른쪽 발목이 말썽을 더 일으킨다.
 자다가 방광경락이 지나가는 뒤 종아리가 당겨서 깜짝 놀라 잠을 깨게도 된다. 그런 일이 잦으면 부엌에 있는 소금이나 간장을 찻숟갈로 반 정도 먹고 자면 아침까지 깊은 잠을 잘 수 있다.

6) 견관절

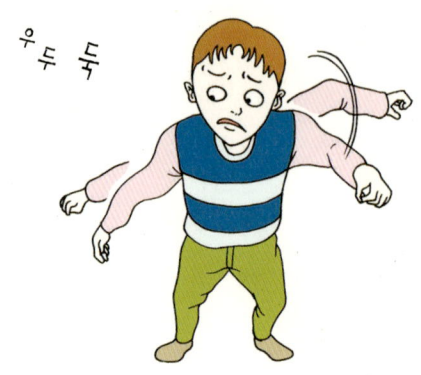

　상화기는 어깨인 견관절과 손목 밑의 손가락을 포함한 손 전체를 지배한다. 어깨 앞쪽으로 심포경락이 흐르고 뒤쪽으로 삼초경락이 지나면서 어깨에 영향을 준다. 어깨가 아파서 팔을 위로 올리기 힘들거나, 뒤로 제치는 것이 어려워지면 상화기가 약해졌나 의심해 봐야 한다.
　가운뎃손가락으로는 심포의 기가 흐르고, 네 번째 손가락으로는 삼초의 기가 흐른다. 그래서 상화가 약하면 손가락이 붓고 빨갛게 변하면서 쑤셔오거나, 손가락 관절이 굵어지기도 한다. 손바닥에 진땀이 맺히고 허물이 벗겨지며, 더 심해지면 굳어져서 논바닥 갈라지듯한다. 이렇게 되기 전에 떫은 음식을 먹고 심포삼초경락이 막힌 곳이 있다면 다 찾아서 침을 놓아서라도 순환시켜줘야 한다. 그대로 방치하면 만성적인 습진이 생기게도 된다. 손톱 밑에 주름이 져서 쪼글쪼글 해지는 것도 상화 기운이 떨어졌을 때 나타나는 증상 중 하나이다.

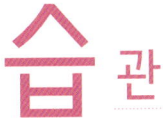

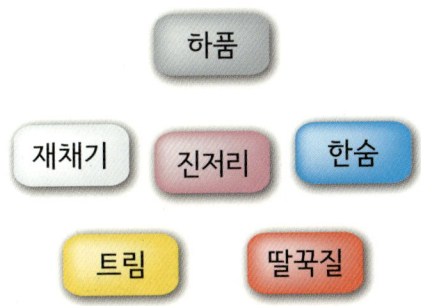

 육기 중에 약해진 장부가 있을 때 해당 기운을 조절하기 위해서 여섯 가지 중에 하나의 습관이 생긴다. 우리가 의식으로 통제하지 못하고 몸이 저절로 필요에 의하여 움직여진다. 습관을 관찰하면서 현재 맥을 예측해 보기도 한다.

* 목기가 약하고 신맛이 부족하면 한숨을 쉰다.
* 화기가 약하고 쓴맛이 부족하면 딸꾹질을 한다.
* 토기가 약하고 단맛이 부족하면 트림을 한다.
* 금기가 약하고 매운맛이 부족하면 재채기를 한다.
* 수기가 약하고 짠맛이 부족하면 하품을 한다.
* 상화기가 약하고 떫은맛이 부족하면 진저리를 친다.

1) 한숨

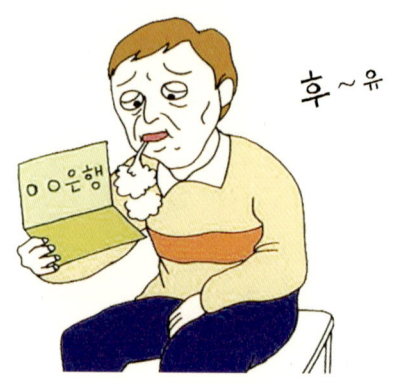

목기가 약해졌을 때는 한숨이 저절로 나온다. 한숨을 크게 쉬면 몸의 긴장이 풀리고 간담낭의 기운이 강화된다. 한숨 쉬는 자세를 취해 보면 모든 근육이 이완되어, 항문이 풀어지고 어깨가 늘어지는 것을 알 수 있다.

어른들뿐만 아니라 아이들도 긴장된 환경에 처해지거나, 크느라고 근육에 무리가 오면 목기가 약해진다. 어른보다는 아이들이 목기가 많이 필요하므로 한숨은 아이들이 더 자주 쉰다. 간담낭을 영양해 주는 신맛의 음식을 적게 먹으면 더 심해진다. 시도 때도 없이 한숨을 쉬면 매끼 팥밥이나 밀가루로 요리한 것을 주식으로 하면 좋다. 반찬은 계란찜과 식초를 듬뿍 넣어 새콤하게 양념 한 것을 먹고. 후식은 신 과일 중에 택한다.

거꾸로 매운 것을 먹으면 정신이나 육체가 긴장되어 바짝 오그라들면서 한숨이 멈추지 않는다. 신맛이 필요하다고 신 것을 너무 많이 먹으면 목극토해서 입이 헐고 트림을 하게 된다.

2) 딸꾹질

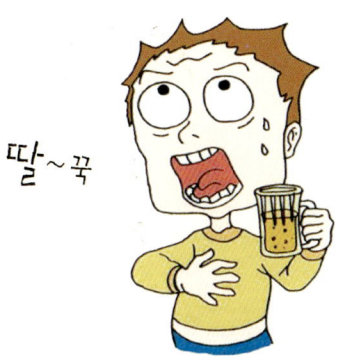

　화기가 약해졌을 때 딸꾹질이 나온다. 심장이 긴장되거나 추워져서 오그라들었을 때 그 긴장을 풀기 위해서 몸이 저절로 딸꾹질을 일으킨다.
　딸꾹질을 몇 날 며칠을 계속하는 사람이 있다. 잠을 자면서도, 식사 때조차 심하게 딸꾹질을 하기도 한다. 딸꾹질이 길어지면 길어질수록, 딸꾹질이 크면 클수록 화기가 많이 약한 것이다. 쓴맛이 강한 음식을 따뜻하게 해서 한 번에 많이 먹도록 한다. 심장경락에서 제일 중요한, 손바닥에 있는 침자리인 소부에 자석테프를 놓는 것도 도움이 된다. 쓴맛의 음식을 쉽게 구하기 어려우면 커피라도 한 번에 세 봉에서 네 봉 정도를 미지근한 물에 타서 마시면 즉시 효과가 있는 것을 확인할 수 있다.
　맵고 짠 음식을 갑자기 많이 먹어도 딸꾹질이 시작된다. 쓴 것이 필요하다고 해서 너무 많이 먹으면, 화극금하여 콧물이 흐르고 재채기를 하게 된다.

3) 트림

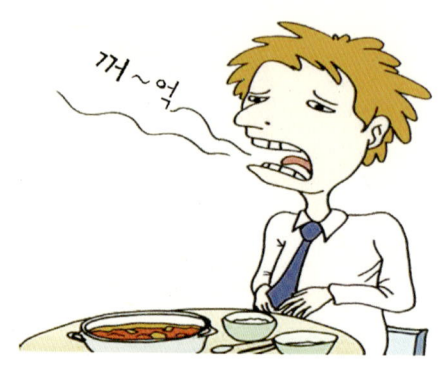

　토기가 약해졌을 때 트림을 한다. 위장의 힘이 부족해지면 음식이 잘 소화되지 않아서 발생된 기체가 입을 통해 올라와서 트림을 하게 만든다.
　트림과 함께 나오는 냄새가 썩은 냄새가 난다면 과식을 했다거나 위장이 차가운 상태인 경우이다. 심한 사람은 식사 중에도 트림을 계속하고, 그 소리도 상당히 크게 난다. 음식을 적게 먹고 차가운 음료 등을 먹지 않으면 트림하는 횟수가 준다. 평소 식전이나 식후에 꿀을 먹거나 설탕을 먹으면 좋아진다.
　트림이 잦은 사람은 자신이 목기를 강하게 하는 신맛의 음식을 지나치게 먹는지도 점검해 봐야 한다. 신맛은 목극토를 하여 위장 장애를 일으킨다. 이로 인해 속이 쓰리고 소화가 촉진되어 과식을 하고 그로 인해 위장이 약해지게 만든다.
　단 것을 너무 많이 먹으면 트림은 멈추지만 토극수를 해서 신방광이 약해지므로 귀가 가려워지고 하품을 하게 된다.

4) 재채기

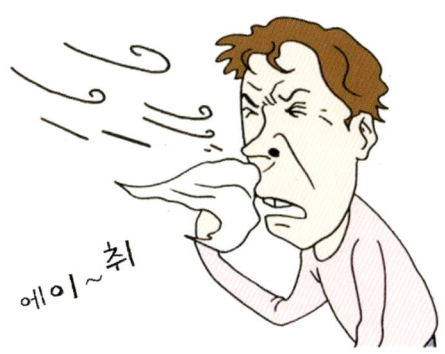

　금기가 약해졌을 때 재채기를 한다. 코 안이 건조해서 말라있으면 점막 신경이 자극을 받아 간질간질 하다가 갑자기 입으로 숨을 터뜨려 내뿜는 재채기가 생긴다.
　폐대장이 약해져서 재채기가 시작될 때 매운 것을 먹어서 좋아지게 해야 한다. 그대로 방치하면 폐에 이상이 생겨서 큰 소리 나는 기침을 하게 되고 숨을 쉴 때 가래로 인해 그렁거리는 소리가 난다. 더 나빠지면 몸에서 비린내가 나며 결핵균이 침입하여 자리 잡게 만들기도 한다.
　차가운 공기는 코를 자극하고, 차가운 음식이 폐를 춥게 만들어서 오그라지게 한다. 그러니까 외출할 때는 마스크를 하고, 찬 음료나 음식은 덥혀서 먹어야 한다. 뜨거운 것을 먹겠다고 하면서 커피나 홍차를 먹으면 화극금이 되어 재채기가 더 심해진다.
　매운 것을 많이 먹으면 폐대장은 좋아지지만 금극목을 해서 눈이 침침해지고 한숨이 나오게 된다.

5) 하품

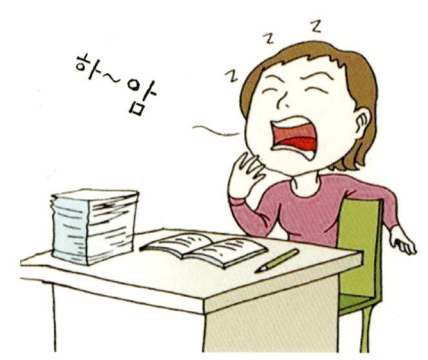

  수기가 약해졌을 때 자꾸 하품이 나온다. 하품에 의해 들숨이 길어지게 되는데 이는 몸 안에 산소를 공급하기 위함이다. 하품하는 자세를 취해보면 아랫배에 힘이 들어가고 이는 하품으로 인해서 신방광에 힘이 생겼다는 것이다.
  차멀미하면서 하품을 계속하는 사람에게 짠 것을 주면 된다. 운전 중에 졸리고 하품을 할 때 휴게소에 들려서 짠맛이 있는 오징어를 사서 먹으면 하품이 멈춰진다. 배가 고플 때 유독 하품이 많아지는 이유도 다름 아닌 몸 안에 짠맛의 소금기가 부족해졌음을 뜻한다.
  하품하는 것을 피곤해서라고만 생각해서 카페인 성분이 있는 커피를 마시는 경우가 있다. 그러면 수기가 더 약해져서 하품만 하는 것이 아니라 귀도 가려워지고 소변도 자주 마려워진다.
  짠 것을 너무 많이 먹으면 신방광은 좋아지지만 수극화가 되어 혀가 아프고 딸꾹질을 하게 된다.

6) 진저리

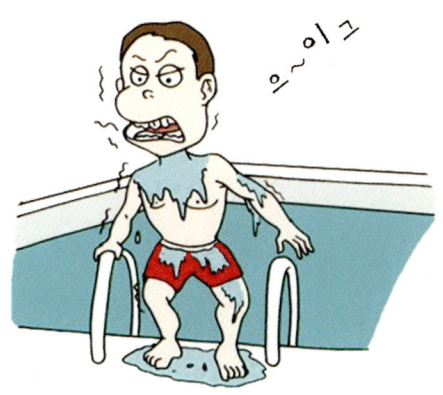

상화기가 약해졌을 때 진저리를 친다. 진저리치는 것은 자기 의지와 상관없이 몸이 떨리는 것이다. 심포삼초가 약해지면 감정에 변화가 잦기도 하고, 쉽게 조절이 안된다. 육체도 외부 접촉에 의한 체온의 변화가 있을 때도 진저리를 치게 된다. 싫은 사람을 보거나 싫은 약물이나 음식을 접할 때도 진저리가 쳐지는 것으로 보아서 좋을 때보다는 나쁠 때 자주 발생한다고 본다.

어떤 사람은 하루에도 몇 번씩이나 진저리를 치고, 심한 사람은 진저리를 너무 크게 쳐서 옆에 있는 사람까지 놀라게 만든다. 물론 작게 할 때는 자신만 살짝 느낄 정도로 끝나기도 한다. 어쨌든 진저리를 자주 치는 사람은 평소에 떫은 음식을 많이 먹도록 노력해야 한다. 음식으로도 부족하다면 심포의 통혈인 내관이나, 삼초의 통혈인 외관에 강자극을 하는 것도 좋다.

떫은 것을 한 번에 지나치게 많이 먹으면 상화극금을 하여 코가 막히고 재채기를 하거나 피부가 가려워진다.

구 성

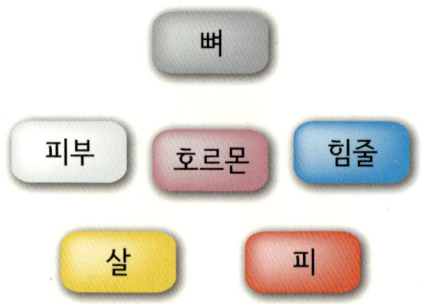

　육장육부에 따라서 몸을 구성하는 것도 다음과 같이 여섯으로 나누어 볼 수 있다.

* 살에 붙어있는 하얀 힘줄은 목기가 지배한다.
* 온몸에 흐르는 피는 화기가 지배한다.
* 힘줄에 붙은 붉은 살은 토기가 지배한다.
* 온몸의 피부는 금기가 지배한다.
* 치아를 포함한 모든 뼈는 수기가 지배한다.
* 호르몬을 분비하는 기관은 상화기가 지배한다.

1) 힘줄

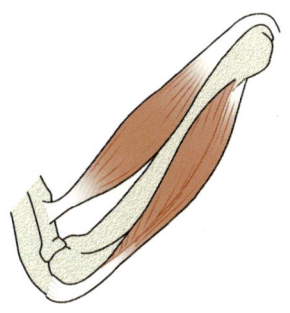

 목기가 지배하는 힘줄은 붉은 살과 살 사이의 가늘고 하얀색의 질긴 줄 같이 생긴 것들이다. 간담낭이 약해지면 근육과 근막의 통증, 근육의 경련 등이 생기게 된다. 근육이 긴장되어 있는 상태가 길어지면 점점 굳어져가서 여기저기가 결리게 된다. 심하면 호흡하는 것조차도 어려워진다.
 언제 어디서 어떻게 부딪쳤는지 전혀 기억은 없지만 피부밑이 멍처럼 불그스름하게 보이는 경우가 있다. 또는 밖으로는 멀쩡한 것처럼 보여도 속으로 멍들어 있어서 누르면 통증이 있기도 하다. 그런 것들이 쌓여 근막통증을 가져오게 한다. 어딘가 쑤시고 뜨끔거리고 아픈데 장기 쪽의 문제가 아닌 것 같다면 근막의 이상을 확인해 봐야 한다.
 앉았다 일어날 때 삐끗하거나 평소에 운동을 안 하던 사람이 갑자기 운동을 해서 담이 걸렸다면, 식초에 미지근한 물을 타서 마시거나 신맛이 강한 과일 등을 먹어서 힘줄을 풀어주면 된다.

2) 피

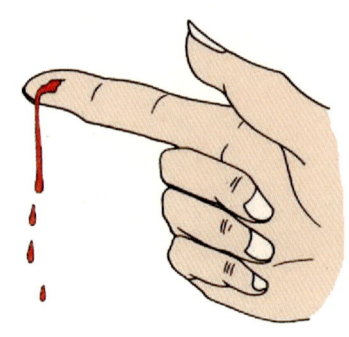

육기 중에서 화기에 해당하는 심장이나 소장은 온도가 제일 높은 장기이고 피와 관련이 있다. 온몸의 구석구석을 흐르는 피는 산소와 영양 공급을 원활하게 하기 위해 상당히 따뜻해야 한다. 그리고 화기의 반대인 수기에 해당하는 신장은 피를 걸러서 노폐물은 방광으로 보냈다가 오줌으로 나오게 한다. 그런데 여러 가지 이유로 그 피가 식는다거나 더러워지면 몸이 차가워져서 많은 병을 만들게 된다.

피는 화기에 속한다고 하지만 피에 병이 생겼다는 것만으로, 심 소장이 약하고 그래서 쓴 것을 먹는다는 것은 잘못이다. 심장에서 온몸으로 보내는 것이니 피가 육기에서 어디에 속하냐고 물으면 火에 속한다고 보는 것이다. 실례로 백혈병에 걸린 사람의 맥을 보면 수기가 심하게 병든 맥이 보인다.

그러나 여자들이 매달 하는 생리는 심장과 관련이 깊다. 자궁의 결함이 없다 해도 하혈 하는 사람은 화기가 병든 맥이 보인다.

3) 살

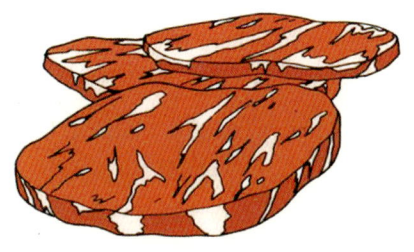

근육에 붙은 붉은색의 살은 비위장이 지배한다. 근육이 땅기고 아픈 것은 목기가 약한 것으로 보고 신 것을 먹어야 한다. 그리고 뼈가 쑤신다고 표현할 때는 신방광에 문제일 가능성이 높아서 짠 것을 먹는다. 비위장이 나쁜 때에는 눌러보면 살이 아프다고 말한다. 맥을 보면 역시 토기가 약한 맥이 보이게 된다.

비위장이 건강하지 못한 사람은 다른 곳이 아닌 꼭 집어 살이 아프다고 말한다. 누군가 입이 헐고 무릎이 시큰거리며 살이 아프다고 말할 때 단맛의 설탕이나 꿀을 먹고 싶은 만큼 먹어보라고 하면 좋아지는 것을 알 수 있다.

비위장이 건강하면 필요한 것을 찾아먹는 능력이 뛰어나다. 그런데 토기가 약해지면 음식 먹는 것을 즐기고 많이 먹고자 해서 살이 쉽게 찐다. 그러나 양기가 너무 강하면 먹은 음식이 살이 되지 않아서 마르게 된다. 반대로 충분히 먹는 것 같아도 야윈 사람은 양기인 육부는 약하고, 육장인 음기는 강한 경우이다.

4) 피부

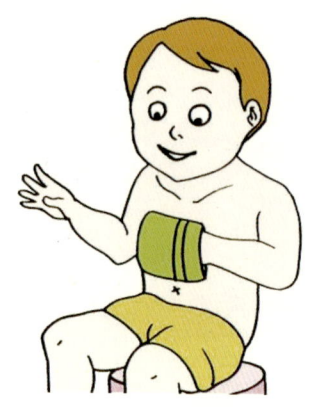

　육기 중에서 온몸을 감싸고 있는 피부는 금기에 해당한다. 피부에 문제점이 가슴통에 집중적으로 있는 사람은 폐대장이 확실하게 약해져 있다는 것을 알 수 있다. 왜냐하면 피부가 금기에 해당되고, 가슴통도 금기가 지배하기 때문이다.
　피부가 전체적으로 약해서 무엇인가에 살짝만 긁히거나 손톱이 스치기만 해도 금방 붉게 변하는 것은 매운맛이 부족해서이다. 붉다 못 해서 곰보빵처럼 부풀어 오르기도 하고 피부에다가 손으로 그림을 그려도 쉽게 지워지지 않기도 한다.
　등이 가려워서 긁다 보면 엉덩이도 가려워지고 나중에는 손만 대면 온몸이 가려워지는 것도 금기가 약한 것이다. 이때 쓴 것이나 신 것을 먹으면 더욱 심해지고 매운맛의 생강차나 김치를 먹어보면 가려운 느낌이 가라앉는 것을 알게 된다.
　폐가 약해서 기침이 잦고 만성적인 설사를 하거나 변비가 심한 사람 중에 피부에 여러 문제를 가지고 있는 사람이 많다.

5) 뼈

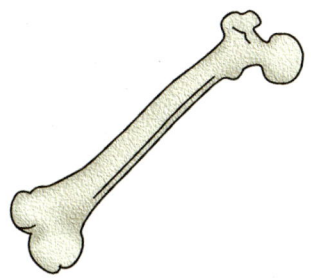

뼈가 튼튼하면 수기에 해당하는 신방광이 건강하다고 본다. 뼈가 튼튼하면 치아와 머리카락도 건강하다.

뼈가 약하면 이도 잘 썩어서, 긁어내고 메워도 얼마 가지 않아서 또 썩게 된다. 이를 치료할 때마다 마취하고 항생제를 먹다 보면 수기는 더욱 약해져서 뼈에 구멍이 뚫리고, 작은 충격에도 뼈가 부러진다. 척추의 변형도 쉽게 오고 만성적인 허리 통증을 안고 살아가기도 한다. 머리카락이 가늘고 잘 빠지면 수기가 약해지는 것은 아닌가 살펴봐야 한다. 그대로 방치를 하면 귀에 이상이 오고, 발목도 디디는 힘이 약해져서 잘 삐게 된다.

음식이 싱거우면 신방광이 지배하는 뼈도 약해지면서 골수 생산 능력도 떨어지게 된다. 감기가 걸려서 뼈가 쑤시거나 뼈가 시리다는 사람이 있다면, 된장찌개나 생선 등을 짜게 간해서 실컷 먹어보면 좋아지는 것을 알게 된다. 음식이 짜야 따뜻한 피가 뼈 속으로 잘 흘러가서 건강하게 만든다.

6) 호르몬

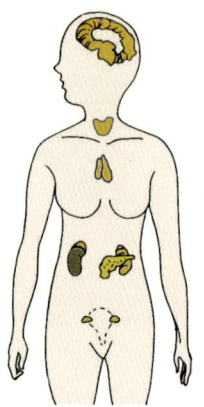

온몸에 분포되어 있는 호르몬을 만드는 기관들은 기본적으로 상화기가 지배한다. 각 호르몬들은 혈액을 따라 운반되므로 몸이 따뜻하고, 혈액 순환이 원활해야 제 기능을 발휘하게 된다.

* 입안에 있는 편도선은 相火+木이 지배한다.
* 이자라고도 불리는 췌장은 相火+土가 지배한다.
* 뇌하수체는 相火+水가 지배한다.
* 목에 있는 갑상선은 相火+水가 지배한다.
* 콩팥 위에 부신은 相火+水가 지배한다.
* 남자에게만 있는 전립선은 相火+水가 지배한다.

편도선이 붓거나 염증이 있으면 현재 간 기능과 상화의 힘이 부족해졌다고 보면 된다. 간에 열을 내리고, 심포삼초의 기운을 보충해야 하므로, 떫고 신맛의 음식을 충분히 먹어야 한다. 편도선이 붓고 열이 있다고 해서 찬 것을 먹고 해열제를 쓰면, 후두까지 망가져서 쉰 목소리가 나거나 아예 아무 소리를 못 내게 된다. 절대로 해열제를 쓰지 말고, 시고 떫은 음식을 먹어서 힘을 키워야 한다. 빨리 이기려면 목에 손수건을 두르고, 사관에 침을 놓는데 추가하고 싶으면 외관과 내관도 이용한다.

췌장의 기능 저하로 오는 당뇨에는 떫고 단맛을 먹는다. 당뇨가 시작되는 시점을 자세히 살펴보면 극도의 스트레스가 있었음을 알 수 있다. 이것은 췌장도 역시 상화기와 연관이 깊다는 것을 말한다. 평소에 비위장이 약했던 사람이 몸에 저항력이 떨어지면서 나타나는 증상 중 하나이다.

각각의 호르몬을 만드는 기관들은 상화기와 함께, 오행 중에서 어느 하나하고 연관이 있다는 것을 알아야 한다. 그중에 제일 영향을 많이 주는 것이 신방광이 함께 할 때이다. 머리의 뇌하수체의 이상이나, 신장 위에 붙은 부신의 문제도 짠맛과 떫은맛의 음식을 먹어서 기능을 회복시킬 수 있다.
목에 있는 갑상선의 기능 항진이나 기능 저하가 있을 때도 모두 상화기와 수기를 함께 영양을 줘야 좋아지게 된다.
전립선에 이상은 꼬리뼈가 굳어있지 않은지 확인해보고, 치질 수술의 병력이 있는지도 알아봐서 처방을 하도록 한다.

쉬어가기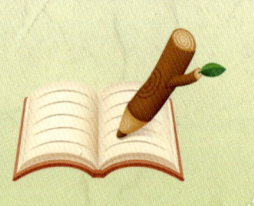

1. 상화기가 지배하는 관절은?
   ① 견관절 ② 고관절 ③ 족관절 ④ 주관절

2. 간담낭이 허약해지면 나타나는 습관은?
   ① 한숨 ② 재채기 ③ 트림 ④ 진저리

3. 귀에서 소리가 나고 염증이 있으면 무엇이 약한가?
   ① 수기 ② 토기 ③ 금기 ④ 목기

4. 눈이 침침하면 무슨 기운이 약해졌다고 하나?
   ① 화기 ② 목기 ③ 수기 ④ 상화기

5. 갑상선 이상은 상화기와 무슨 기가 약해진 것인가?
   ① 토기 ② 화기 ③ 목기 ④ 수기

6. 표정이 자연스럽지 않은 사람은 어디가 약한가?
   ① 금기 ② 화기 ③ 목기 ④ 상화기

7. 뼈가 약한 사람은 다음 중에 어느 증상이 오는가?
   ① 트림 ② 하품 ③ 슬통 ④ 한숨

8. 입안이 헐 때 함께 나타나기 쉬운 증상은?
    ① 트림 ② 가려움 ③ 딸꾹질 ④ 콧물

9. 가슴통에 피부병이 심하다면 무엇이 약한 건가?
    ① 화기 ② 토기 ③ 수기 ④ 금기

10. 무릎이 시큰거리는 것은 무슨 장기가 약한건가?
    ① 간담낭 ② 비위장 ③ 폐대장 ④ 신방광

11. 딸꾹질할 때 보충해 줘야 하는 기운은?
    ① 목기 ② 수기 ③ 화기 ④ 상화기

12. 목기와 상화기가 약할 때 병들기 쉬운 것은?
    ① 갑상선 ② 편도선 ③ 전립선 ④ 부신

13. 이가 자주 썩을 때 많이 먹어야 하는 것은?
    ① 설탕 ② 생강 ③ 식초 ④ 소금

14. 화기와 관련이 적은 것은?
    ① 혀 ② 팔꿈치 ③ 피부 ④ 딸꾹질

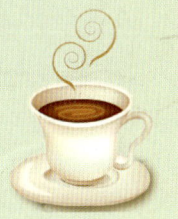

15. 금기와 관련이 있는 것은?
    ① 무릎 ② 귀 ③ 한숨 ④ 재채기

정답	1	2	3	4	5	6	7	8	9	10	11	12	13	14	15
	1	1	1	2	4	4	2	1	4	2	3	2	2	4	3	4

8 육기가 지배하는 부위

9

경락과 경혈

12 경락

경락(經絡)은 인체의 위아래로 전기가 흐르는 줄이고, 발생지는 각각의 장부에서 시작된다. 육장에 해당되는 간장·심장·비장·폐장·신장·심포에서부터 나오는 기는 음기라고 한다. 육부에 해당되는 담낭·소장·위장·대장·방광·삼초에서부터 나오는 기는 양기라고 한다. 그래서 모두 열두 경락이 기본적으로 있으며 이 전깃줄은 우리 몸의 살과 피부 사이로 흐른다. 이들 경락은 좌우 대칭으로 왼쪽과 오른쪽에 있다. 두 팔을 올린 상태에서 육장의 경락은 음경락으로 아래에서 위로 흐르고, 양경락보다 짧고 안쪽에 있다. 육부의 경락은 위에서 아래로 흐르는데, 음경락보다 길며 밖에 있다. 육장의 경락은 얼굴로 못 올라가고 가슴에서 머물며, 육부의 경락은 얼굴로 올라간다.

경혈(經穴)은 기가 지나가는 경락에 있는 구멍들이고, 각각의 이름을 갖는다. 장부에 영양이 부족하거나 다쳐서 경락에 손상이 오면 경혈에도 이상이 생겨서 흐름에 지장이 온다. 그러면 막힌 경혈을 찾아 지압을 하고 침을 놓거나 살이 타지 않게 뜸을 떠서 순환이 잘 되게 뚫어 주도록 해야 한다.

1) 간장 경락

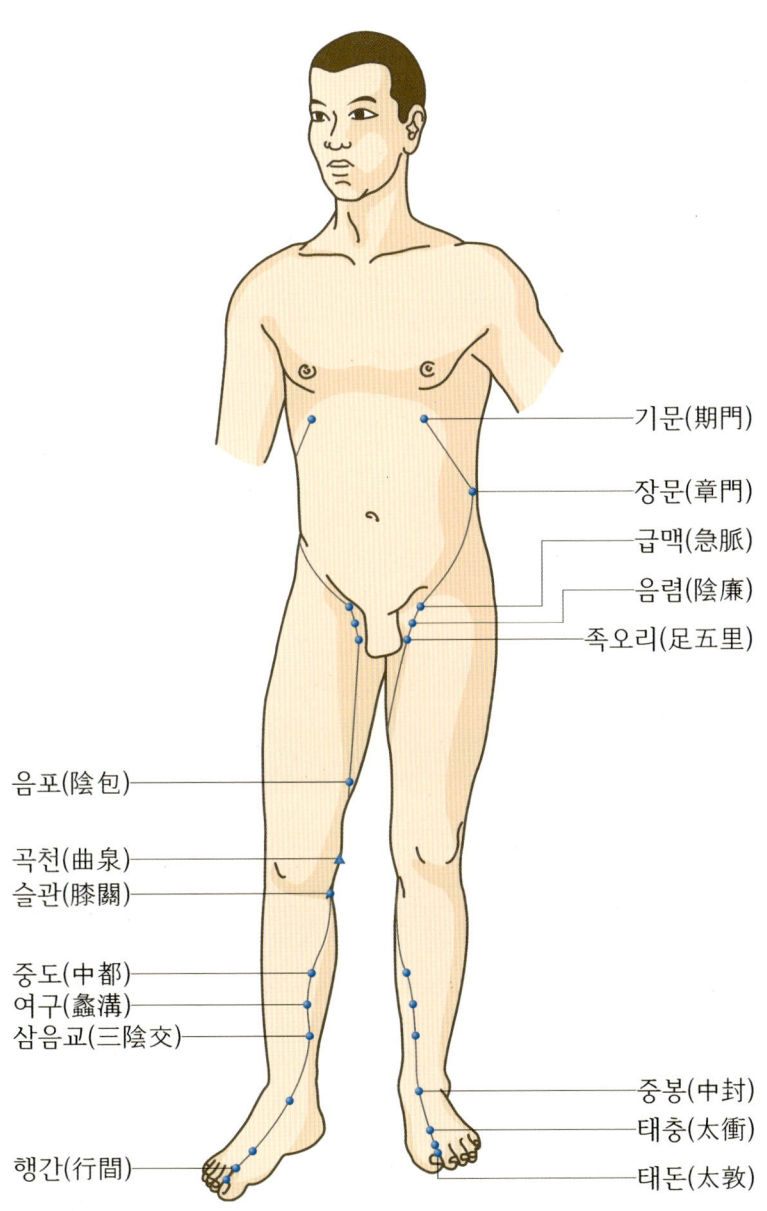

2) 담낭 경락

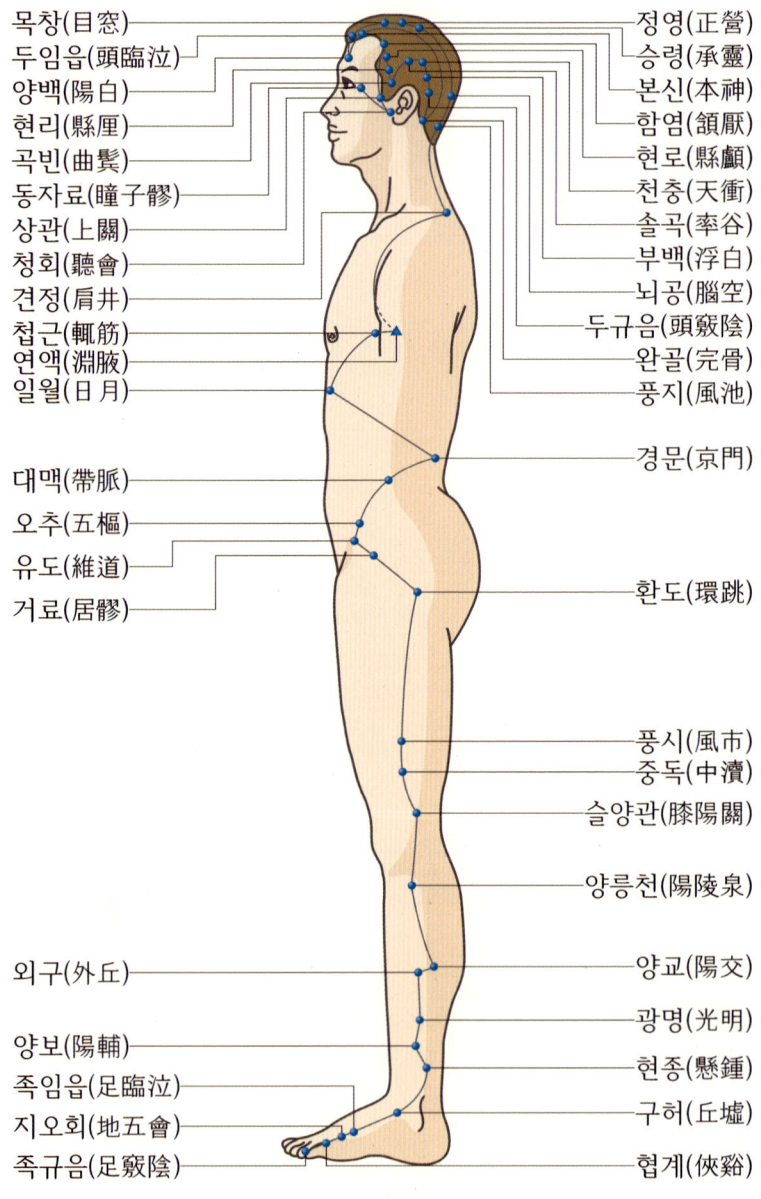

3) 심장 경락

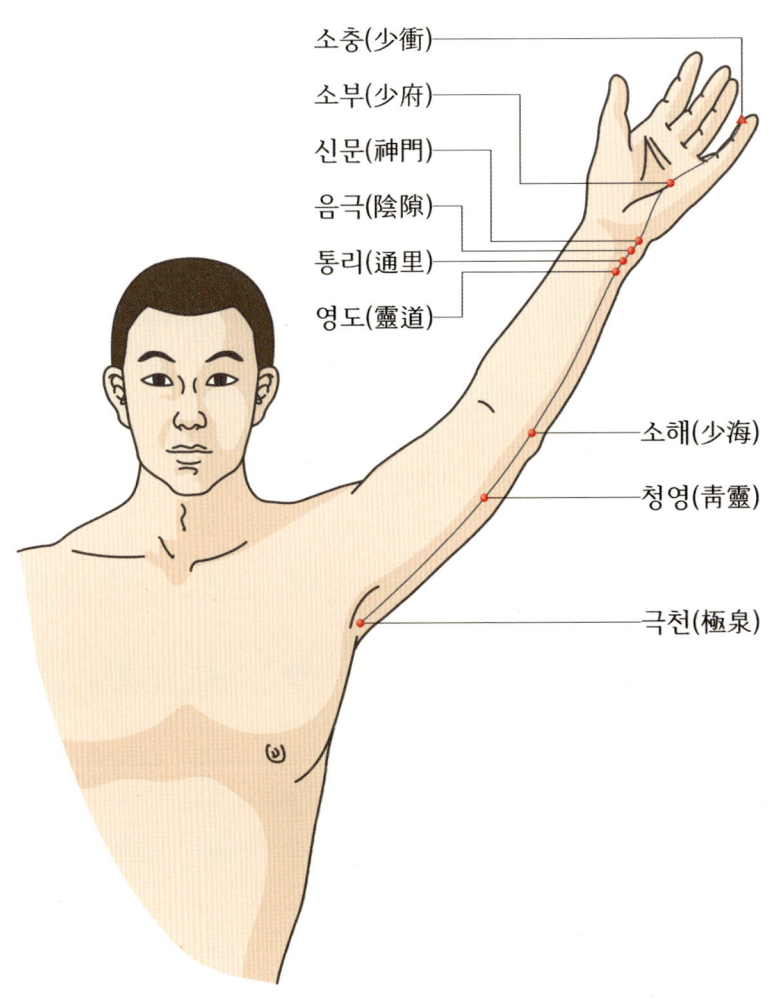

4) 소장 경락

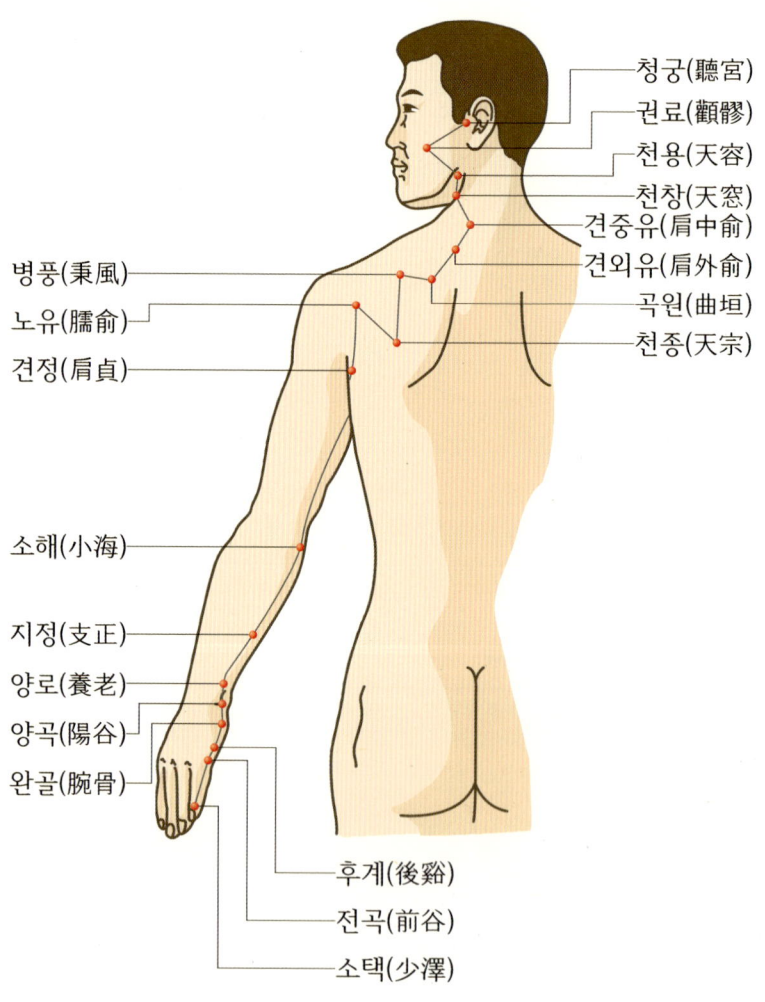

5) 비장 경락

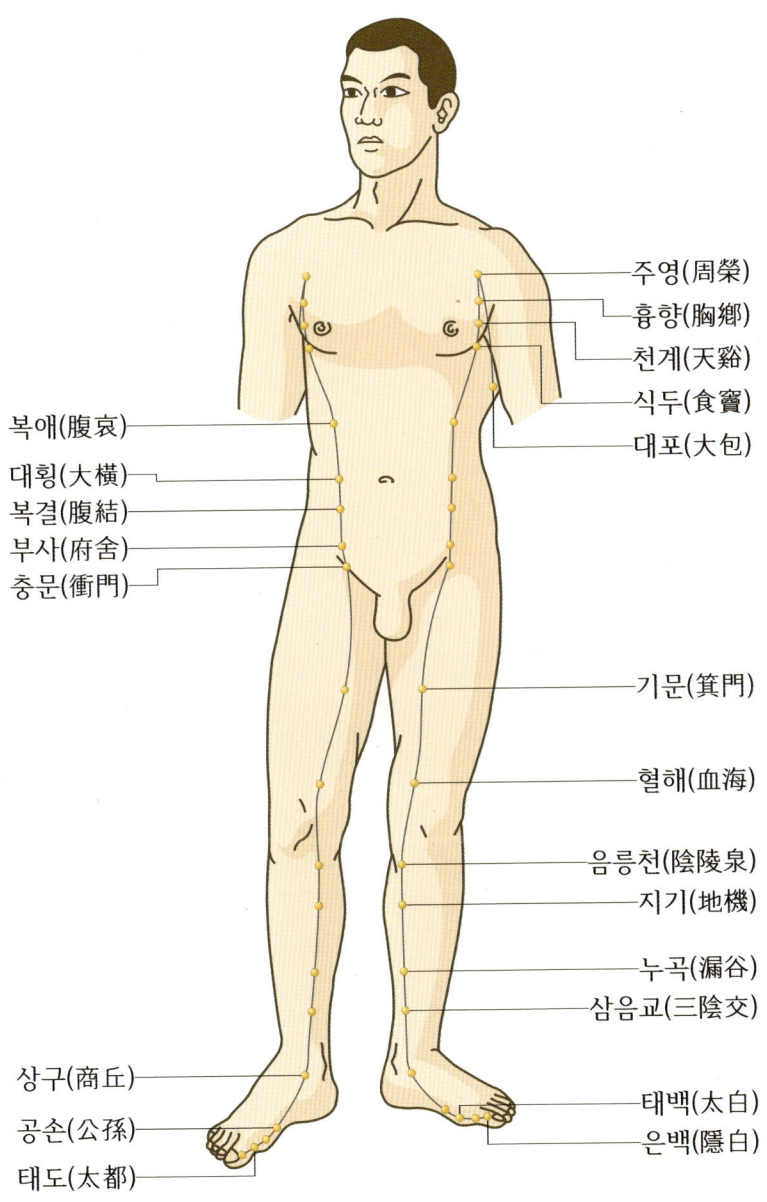

6) 위장 경락

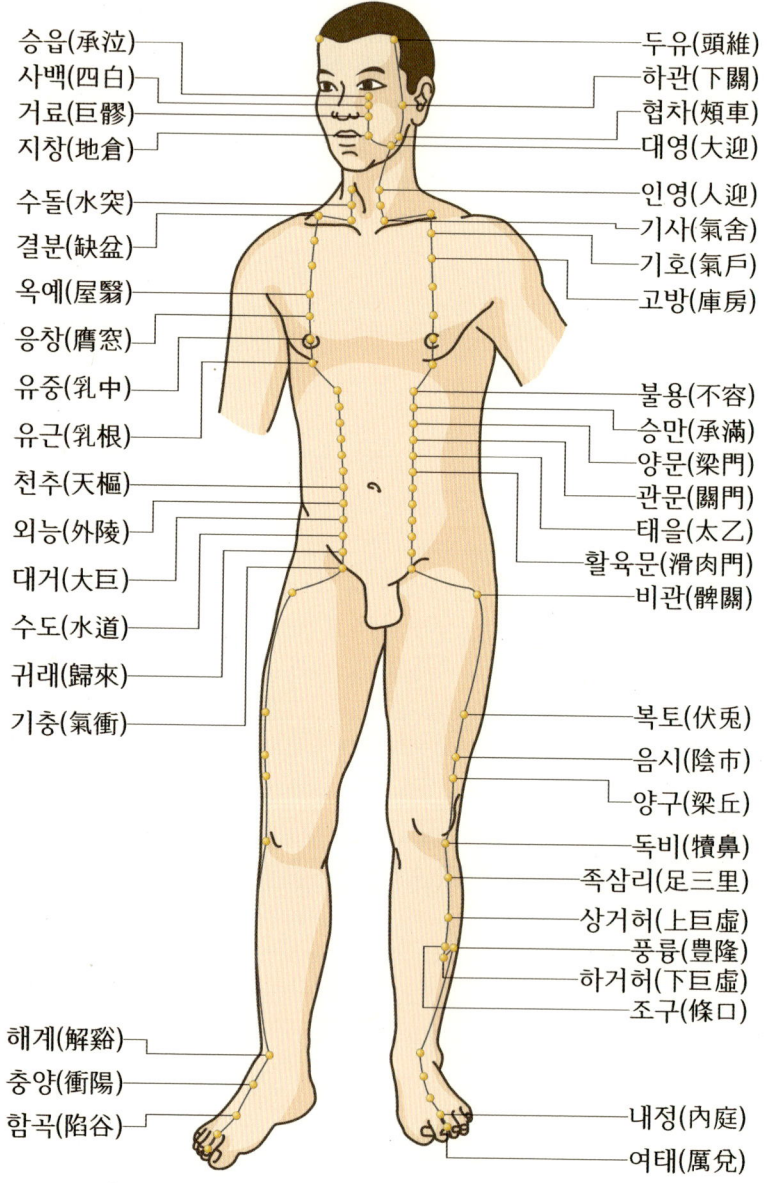

7) 폐장 경락

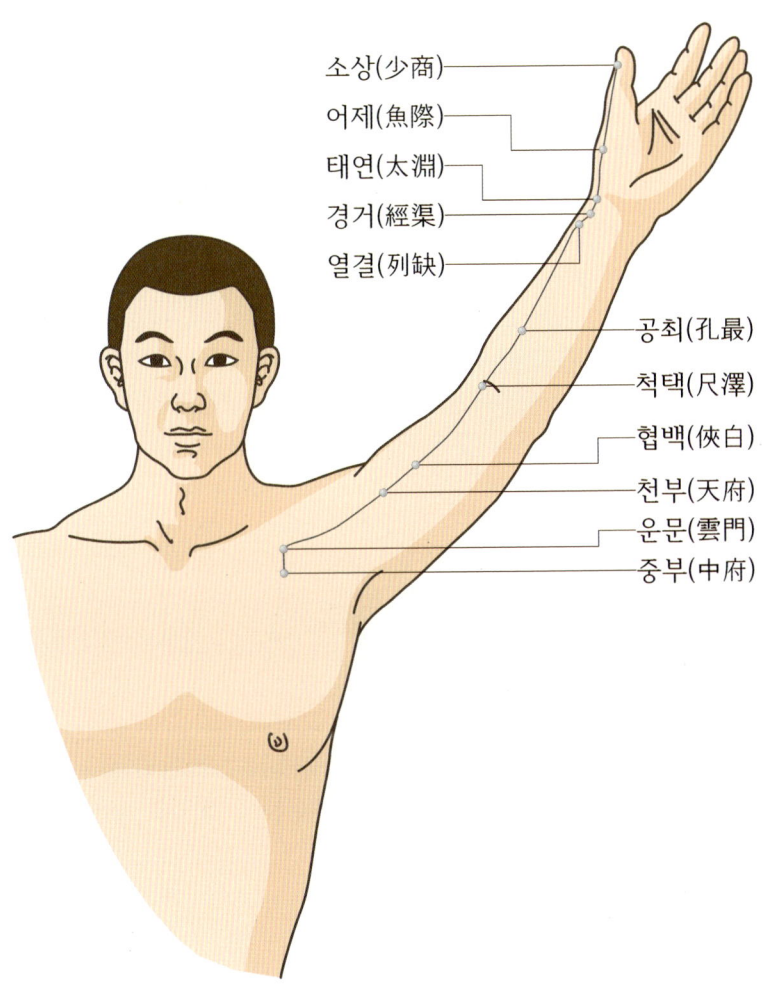

8) 대장 경락

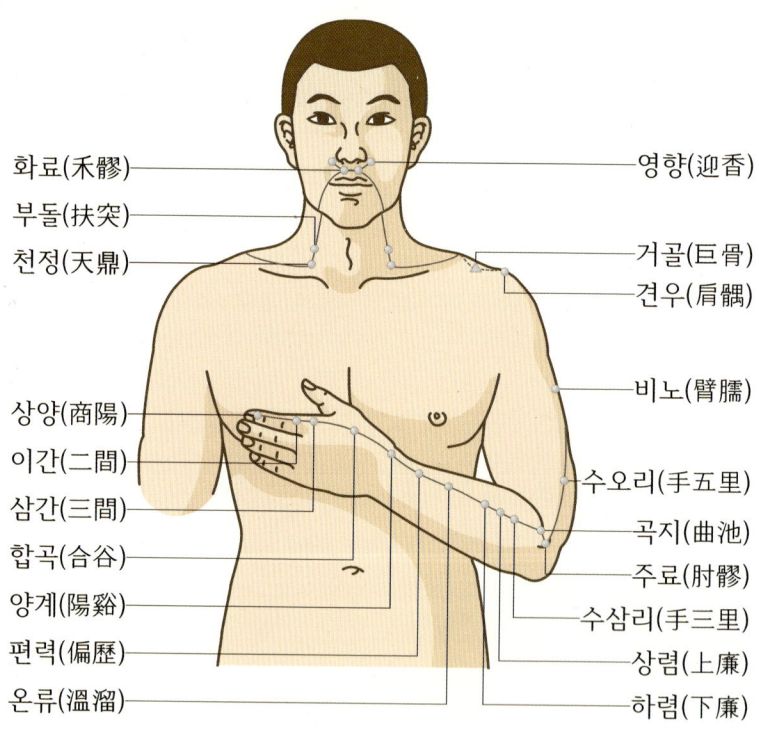

9) 신장 경락

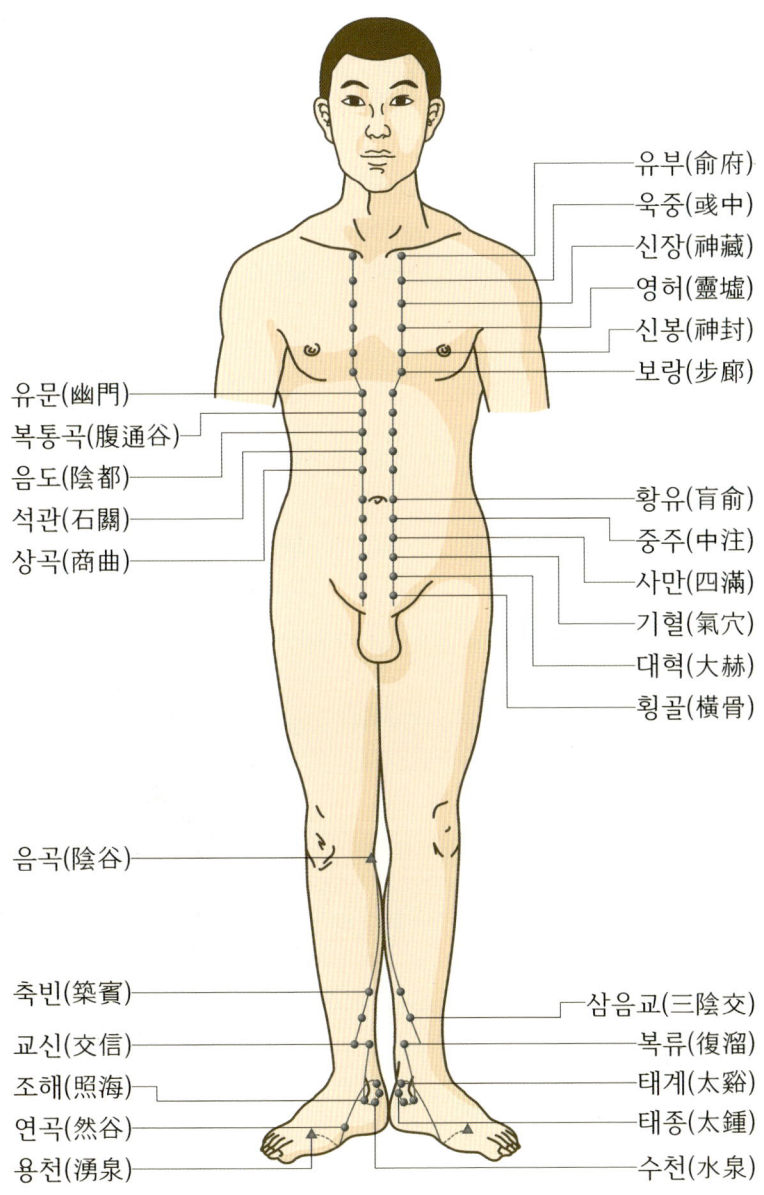

10) 방광 경락

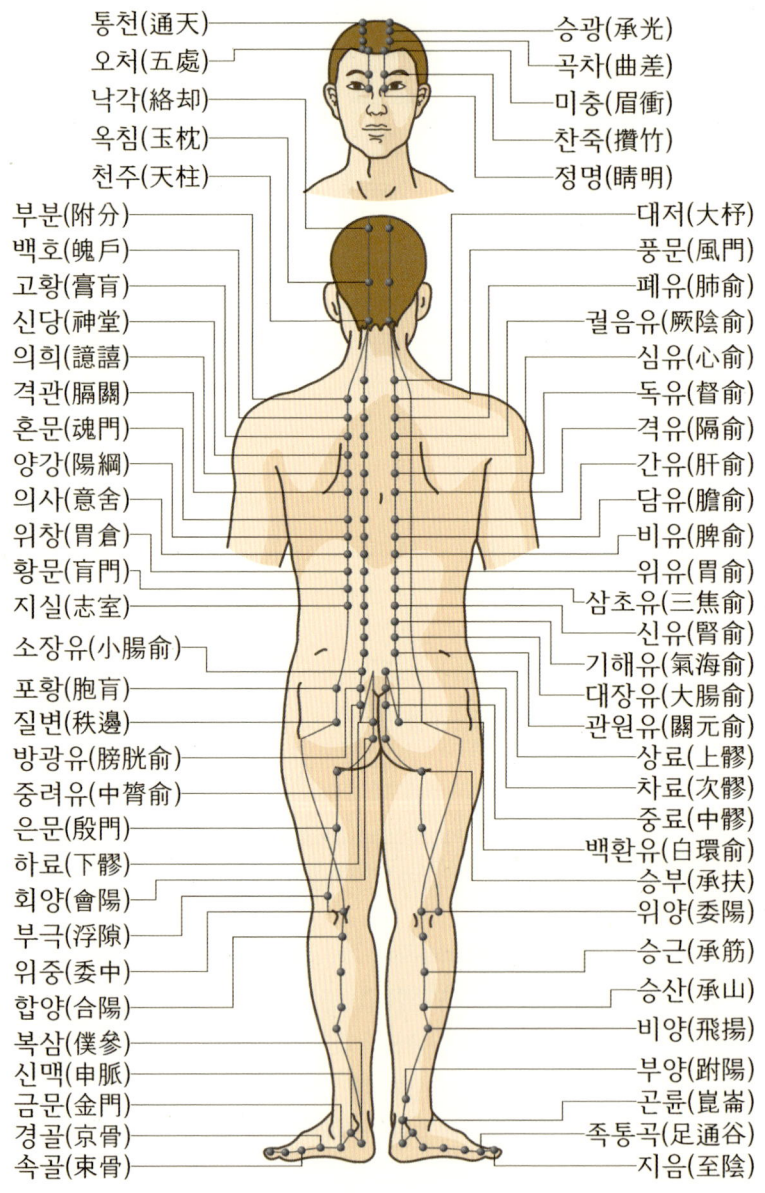

11) 심포 경락

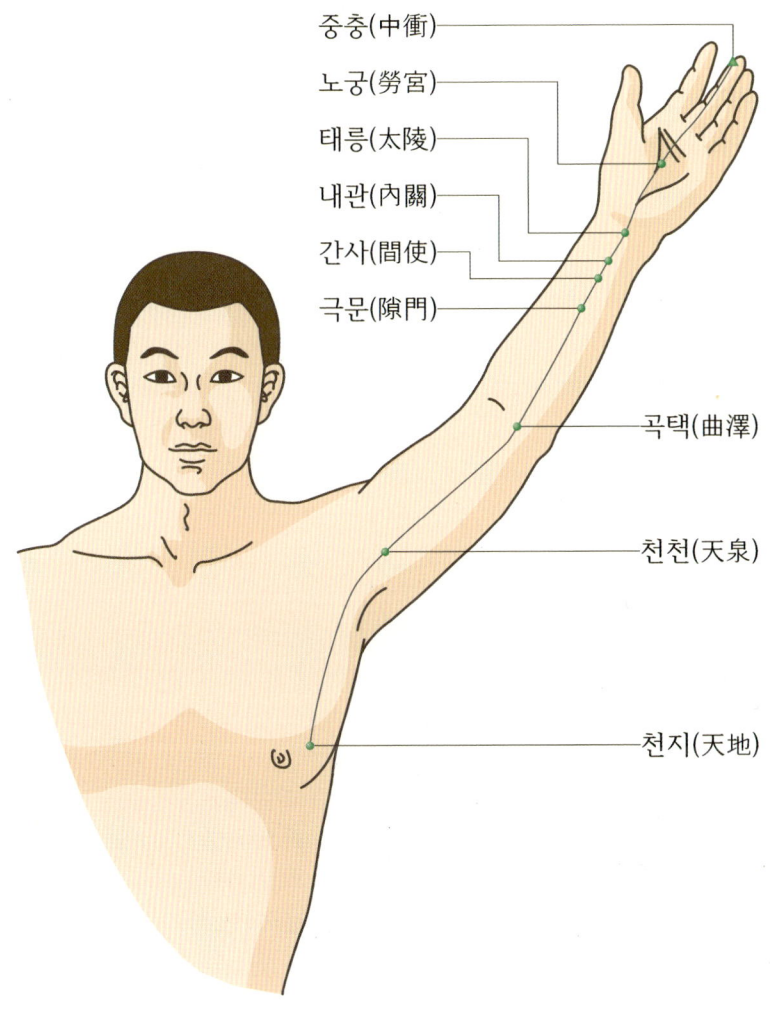

12) 삼초 경락

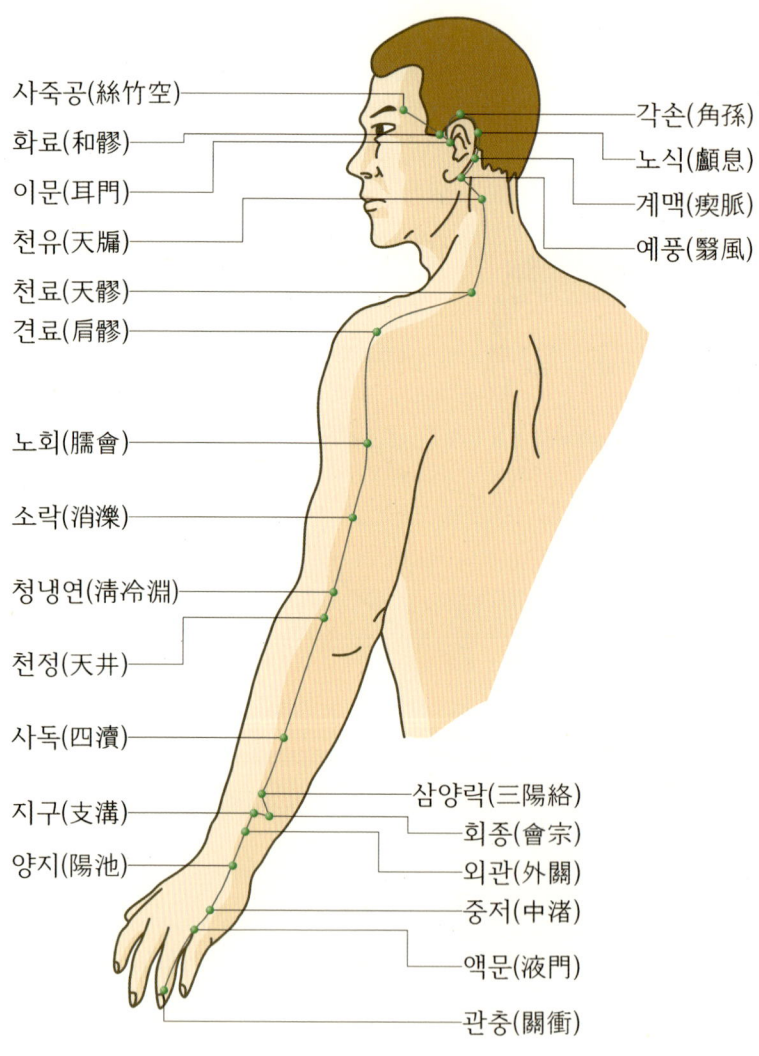

12 유주

음양	순 서	
양	위장 - 3	대장 - 2
	소장 - 6	방광 - 7
	담낭 - 11	삼초 - 10
중		
음	간장 - 12	심포 - 9
	심장 - 5	신장 - 8
	비장 - 4	폐장 - 1

12유주(流注)는 기가 육장육부의 경락으로 흘러간다는 뜻이며, 흐르는 순서가 정해져 있다. 처음 시작은 외부의 공기가 들어오는 폐에서부터 시작해 자기의 짝을 찾아 양에 있는 대장으로 간다. 대장은 이웃해 있는 위장으로 가고, 위장은 자기 짝을 찾아 비장으로 이동하는 식으로 돌아서 간장경락에서 끝난다.

두 팔을 위로 올린 상태에서 인체의 기가 올라가고, 내려간다고 한다. 다음의 설명에서 보는 바와 같이 기가 시작하고 끝나는 곳을 살펴보면 이해가 쉽다. 모든 음기는 땅의 기운을 받아서 하늘로 올라가고, 모든 양기는 하늘의 기운을 받아서 땅으로 내려온다고 설명하는 뜻을 알게 된다.

1) 얼굴의 경락

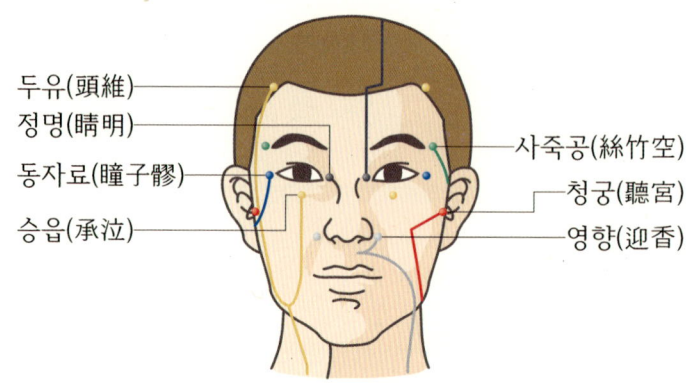

 얼굴에는 육부의 기가 모여 있다. 그중에 담낭·위장·방광경락은 얼굴에서 시작해 발가락까지 내려간다. 그리고 소장·대장·삼초의 경락은 손가락에서 시작해 얼굴에서 끝이 난다.
 목기에 해당하는 담낭경락의 시작 혈인 동자료는 눈의 바깥쪽에서 시작해서, 머리의 측면을 통과한다.
 화기에 해당하는 소장경락은 볼을 지나서, 귀 앞쪽에 있는 청궁혈에서 끝이 난다.
 토기에 해당하는 위장경락은 이마의 두유혈과 눈 밑의 승읍혈로 다른 경락과 달리 두 군데에서 시작한다.
 금기에 해당하는 대장경락은 윗잇몸을 지나고, 콧방울 옆의 영향혈에서 끝이 난다.
 수기에 해당하는 방광경락의 시작 혈인 정명은 양눈 사이에서 시작해, 머리 위를 넘어 목덜미로 내려간다.
 상화기에 해당하는 삼초경락은 귓바퀴를 타고 돌아와서, 눈썹 옆의 사죽공혈에서 끝이 난다.

2) 가슴의 경락

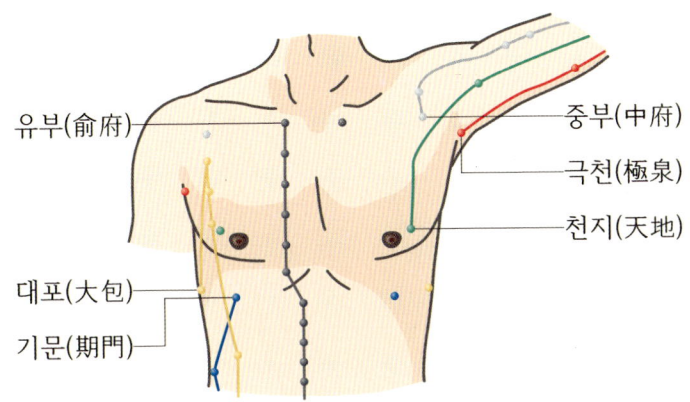

 가슴에는 육장의 기가 모여 있다. 그중에서 간장·비장·신장 경락은 발가락에서 시작해 가슴까지 간다. 그리고 심장·폐장·심포의 경락은 가슴에서 시작하고 손가락에서 끝이 난다.
 목기에 해당하는 간장경락은 고관절 앞쪽을 지나서, 젖꼭지 밑의 기문혈까지 올라온다.
 화기에 해당하는 심장경락은 겨드랑이 속의 극천혈에서 시작해서, 팔꿈치의 안쪽을 지나 새끼손가락까지 간다.
 토기에 해당하는 비장경락은 배의 옆면을 지나, 옆구리의 대포혈에서 끝이 난다.
 금기에 해당하는 폐장경락은 젖가슴 위의 중부혈에서 시작해서, 팔의 안쪽을 지나간다.
 수기에 해당하는 신장경락은 배의 중앙 부위를 통과하고, 목 밑의 유부혈에서 끝이 난다.
 상화기에 해당하는 심포경락은 젖꼭지 바깥쪽의 천지혈에서 시작해서, 팔의 안쪽을 타고 올라간다.

3) 손의 경락

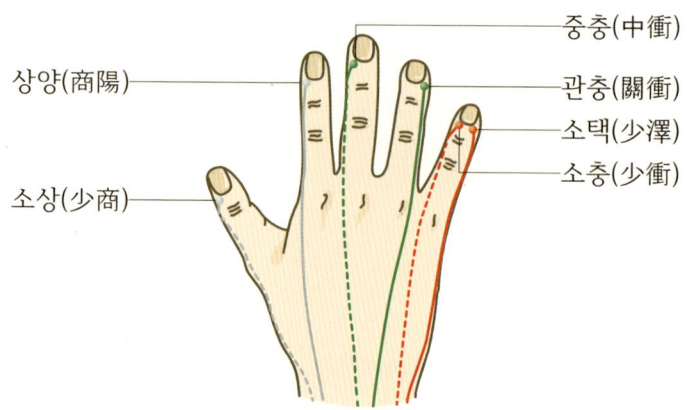

　육기 중에서 손가락으로는 화기와 금기와 상화의 경락이 시작하거나 끝이 난다. 음기에 속하는 소상・중충・소택은 손바닥을 지나고, 양기에 속하는 상양・관충・소충은 손등을 지나간다.
　화기 중에서 음기에 해당하는 심장경락은 겨드랑이에서 시작해서, 새끼손톱 안쪽의 소충혈에서 끝이 난다.
　화기 중에서 양기에 해당하는 소장경락은 새끼손톱의 바깥쪽의 소택혈에서 시작해서, 팔꿈치 바깥쪽을 타고 얼굴로 간다.
　금기 중에서 음기에 해당하는 폐장경락은 가슴 위에서 팔 안쪽을 타고 올라가서, 엄지손가락 안쪽의 소상혈에서 끝난다.
　금기 중에서 양기에 해당하는 대장경락은 둘째 손가락의 상양혈에서 시작해서, 팔의 바깥쪽을 타고 내려와 얼굴까지 간다.
　상화기 중에서 음기에 해당하는 심포경락은 젖꼭지 옆에서 시작해서, 손바닥을 지나 셋째 손가락 안쪽의 중충혈에서 끝난다.
　상화기 중에서 양기에 해당하는 삼초경락은 네 번째 손가락의 관충혈에서 시작해서, 얼굴의 눈썹 옆까지 간다.

4) 발의 경락

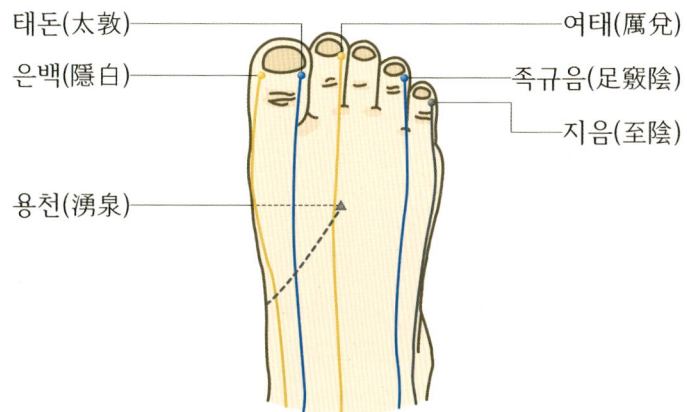

 육기 중에서 발가락으로는 목기와 토기와 수기의 경락이 시작하거나 끝난다. 음기에 속하는 용천·은백은 발바닥을 지나고, 양기에 속하는 여태·족규음·지음과 태돈은 발등을 지난다.
 목기 중에서 음기에 해당하는 간장경락은 첫째 발가락의 태돈혈에서 시작해서, 고관절의 안쪽을 타고 가슴까지 간다.
 목기 중에서 양기에 해당하는 담낭경락은 얼굴에서 시작해서, 네 번째 발가락 바깥쪽의 규음혈에서 끝이 난다.
 토기 중에서 음기에 해당하는 비장경락은 엄지발가락 안쪽의 은백혈에서 시작해서, 가슴까지 간다.
 토기 중에서 양기에 해당하는 위장경락은 얼굴에서 시작해서, 둘째 발가락의 여태혈에서 끝난다.
 수기 중에서 음기에 해당하는 신장경락은 발바닥의 용천혈에서 시작해서, 가슴까지 간다.
 수기 중에서 양기에 해당하는 방광경락은 콧등 위의 눈 옆에서 시작해서, 다섯 번째 발가락의 지음혈까지 내려간다.

10

육기맥

육 기맥의 기본

현재 한 사람의 육장육부의 균형 상태를 확인해보는 방법 중의 하나로 맥을 본다. 혈관을 만져보면 여섯 가지 기운의 변화에 따라, 저마다 맥이 뛰는 크기와 모양이 다르다는 것을 알 수 있다. 순서는 먼저 크기와 세기를 확인한 다음에 모양을 살펴본다. 그 다음에는 상하·좌우의 음양 차이를 확인한다.

만약에 맥과 증상이 일치하지 않는다면 그때는 피맥진자에게 수술한 적이 있거나 약물 복용 중인지 물어본다. 이때는 맥이 정확하지 않아서 하루 두 끼씩 열흘 정도 생식을 먹거나, 사관에 침을 놓고 나서 다시 봐야 좀 더 정확한 맥을 가려낼 수 있다.

맥의 모양과 증상을 참고해서 장부의 허실을 알아내야 한다. 균형이 치우치고 나쁜 맥을 건강한 맥으로 만들기 위해 노력해야 한다. 체질과 맥에 따라 음식을 섭취하고 운동과 호흡 등 바른 섭생법을 알아서 실천하도록 한다.

1) 맥의 이름

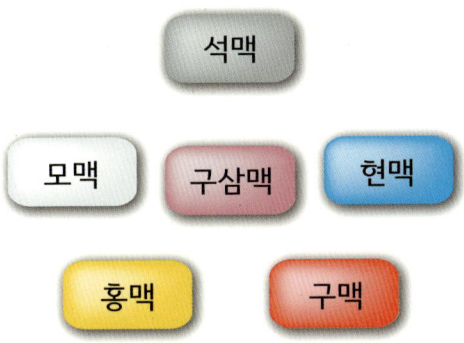

평맥(平脈)은 수술이나 약물 복용이 전혀 없는 상태에서 당시 육기가 균형을 이루고 있는 건강한 맥을 말한다. 좌우 촌구와 인영맥의 차이가 없이 일정하면서 편안하고 예쁜 느낌이다.

현맥(弦脈)은 현재 목기가 약해졌다는 것을 알리는 혈관 모양의 이름이다. 금극목이 되어서 간담낭의 기운이 약하므로 신맛의 음식을 먹어야 된다.

구맥(鉤脈)은 현재 화기가 약해졌다는 것을 알리는 혈관 모양의 이름이다. 수극화가 되어서 심소장의 기운이 약하므로 쓴맛의 음식을 먹어야 된다.

홍맥(洪脈)은 현재 토기가 약해졌다는 것을 알리는 혈관 모양의 이름이다. 목극토가 되어서 비위장의 기운이 약하므로 단맛의 음식을 먹어야 된다.

모맥(毛脈)은 현재 금기가 약해졌다는 것을 알리는 혈관 모양의 이름이다. 화극금이 되어서 폐대장의 기운이 약하므로 매운맛의 음식을 먹어야 된다.

석맥(石脈)은 현재 수기가 약해졌다는 것을 알리는 혈관 모양의 이름이다. 토극수가 되어서 신방광의 기운이 약하므로 짠맛의 음식을 먹어야 된다.

구삼맥(鉤三脈))은 현재 상화기가 약해졌다는 것을 알리는 혈관 모양의 이름이다. 수극상화가 되어서 심포삼초의 기운이 약하므로 떫은맛의 음식을 먹어야 된다.

2) 맥의 모양

맥 모양의 굵기를 보면 제일 가는 것이 현맥이고, 두 번째가 구삼맥, 세 번째가 구맥, 네 번째가 석맥, 다섯 번째가 홍맥, 여섯 번째가 모맥이다.

✱ 평맥은 말랑한 공 같고 모나지 않아 예쁘다.

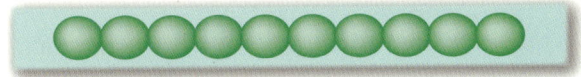

현·구·홍·모·석에 포함되지 않고 인영과 촌구에서 크기의 차이가 없다. 육기가 균형을 이루고 있는 예쁜 혈관 모양이다.

✱ 현맥은 긴장되어 오그라져서 가늘고 길다.

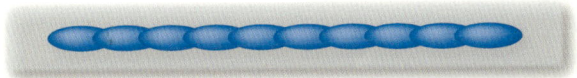

긴장감이 작으면 현맥도 약하다. 현맥이 강할수록 혈관은 가늘고 길며 오그라든 활시위같이 팽팽해서 끊어질 듯한 모습이다.

✱ 구맥은 연하고 말랑거리며 쿡쿡 찌른다.

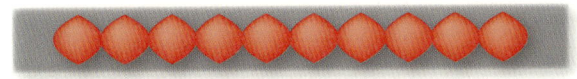

연하고 말랑거리면서 맥 보는 엄지 손을 쿡쿡 찌르는 느낌이다. 갈고리로 긁적거리는 것처럼 툭툭 치는 것도 같다.

✜ 홍맥은 완만하고 느슨하여 굵고 넓고 짧다.

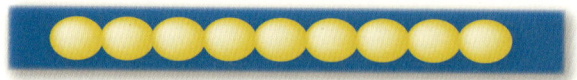

혈관이 둥그렇고 넓어서 굵어 보인다. 부드럽고 완만하다가 굵어지고, 굵어지니까 넓어지고, 넓어지니까 짧아진 모양이다.

✜ 모맥은 퍼지고 풀어져서 굵고 넓고 짧다.

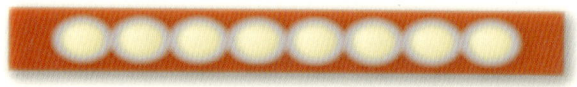

털이나 솜을 만지는 것처럼 푹신하게 느껴지는 모양이다. 혈관막을 눌러보면 푹 꺼져서 피부 속 깊은 곳에 있는 것 같다.

✜ 석맥은 미끈거리고 걸쭉하다가 단단하고 딱딱하다.

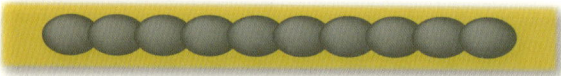

혈관에 이물질이 낀 듯이 걸쭉하고 단단해진 모양이다. 미역이 물에 불은 것처럼 미끈거리다 심해지면 딱딱한 돌 같아진다.

✜ 구삼맥은 연해서 몰랑거리며 가늘고 잦게 찌른다.

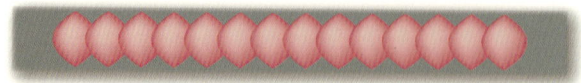

화기가 약한 구맥과 비슷한데 더 가늘게 생긴 혈관 모양이다. 찌르는 모양이 작아서 쿡쿡이 아니라 콕콕이라고 말해야 한다.

음 기·양기 측정법

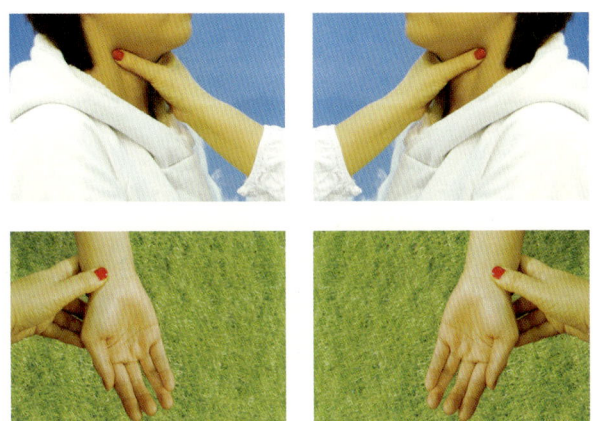

 맥을 본다는 것은 몸에 퍼져있는 동맥의 혈관을 만져봐서 현재 육기의 음양 허실을 알기 위함이다. 손목과 목에 있는 혈관의 크기와 세기와 모양을 보고 판단한다. 손목에서 보는 맥을 촌구맥이라 하고, 목에서 보는 맥을 인영맥이라고 한다. 촌구맥은 육장의 기운을 보고, 인영맥은 육부의 기운을 본다.
 맥진자는 엄지손가락을 이용하여 먼저 좌우의 촌구맥을 확인하고 나서 목에 있는 인영맥을 본다. 우측의 인영맥을 볼 때 우측의 촌구맥을 기억하고 우측의 음양의 기운을 비교해야 한다. 좌측도 역시 마찬가지이다. 네 군데의 혈관을 모두 만져보고 나서 비로소 치료에 들어갈 수 있다.

1) 촌구맥

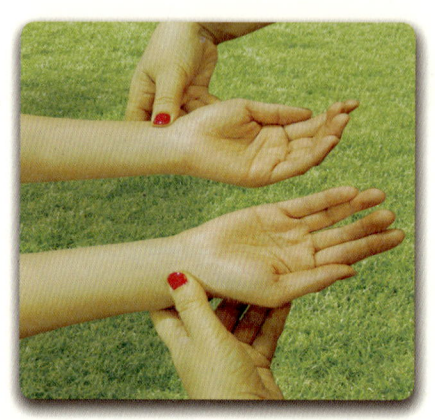

촌구맥(寸口脈)을 보는 이유는 육장의 기운이 어떻게 변화되어 있는가를 알기 위해서다. 우측 촌구맥은 우측 육장의 상태를 보고, 좌측 촌구맥은 좌측 육장의 상태를 본다. 맥진자는 피맥진자가 손을 편안하게 펼 수 있게 손 등을 받쳐준 후에, 엄지 손을 이용해서 손목의 혈관에 직각으로 대고 지긋이 눌러 맥을 본다.

촌구에서 현맥이 보이면 목기 중에서 음에 해당되는 간에 이상이 생겼다고 한다. 목기가 약할 때 나타나는 증상을 확인하고 병의 경중을 정한다. 촌구에서 현맥 같아도 인영에서 모·석맥이 보이고 그 맥이 정상보다 4~5배 커져 있다고 판단되면, 촌구의 현맥은 일시적인 것으로 보고 참고만 한다.

2) 인영맥

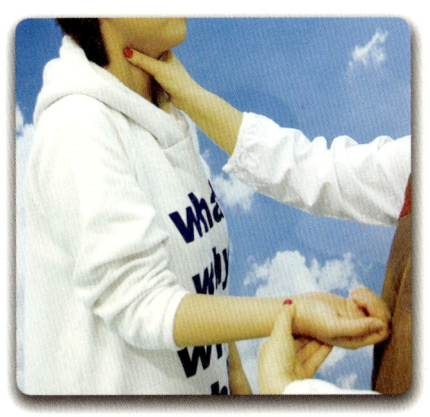

　인영맥(人迎脈)을 보는 이유는 양기인 육부의 기운이 어느 쪽으로 어떻게 기울어져 있는가를 알기 위함이다. 우측 인영맥은 우측 육부의 기의 흐름을 보고, 좌측 인영맥은 좌측 육부의 기의 흐름을 본다. 맥진자는 엄지 손에 힘을 세게 주어 누르거나 약하게 눌러도 안된다. 오른손으로 피맥진자의 우측 인영맥을 볼 때 왼쪽 손은 우측 촌구맥에 있는 것이 안정적이다.

　촌구맥은 변화가 잦아도 인영에서 보이는 병든 맥은 쉽게 다른 맥으로 변하지 않는다. 특히 정상보다 4~5배였던 것이 하루아침에 6~7배까지 커지지는 않는다. 만약에 그런 일이 있다면 피맥진자가 약물 복용이 있다든지 다른 이유가 있을 때이다.

3) 맥에 따른 병

맥	장부	예
인영	육부의 기운	목기가 약한 현(弦)맥이 느껴지면 담낭의 병
		토기가 약한 홍(洪)맥이 느껴지면 위장의 병
		수기가 약한 석(石)맥이 느껴지면 방광의 병
촌구	육장의 기운	화기가 약한 구(鉤)맥이 느껴지면 심장의 병
		금기가 약한 모(毛)맥이 느껴지면 폐장의 병
		상화기가 약한 구삼(鉤삼)맥이 느껴지면 심포의 병

현재 무슨 맥인지 확인되면 맥에 따른 증상이 있는가를 알아봐야 한다. 웬만하면 순서를 정해서 확인하는 것이 쉽다. 먼저 얼굴 중에서 목기가 약한 현맥이 보이는 사람은 눈에 불편함이 있다고 한다. 화기가 약한 구맥이 보이는 사람은 피곤하면 혀가 갈라지거나 아프다고 한다. 토기가 약한 홍맥이 보이는 사람은 입안이나 입술이 갈라지고 구멍이 생긴다. 금기가 약한 모맥이 보이면 코가 막히거나 콧물이 난다. 수기가 약한 석맥이 보이는 사람은 귀가 가렵거나 멍멍해진다. 그 외에 맥에 따른 관절에 이상이 생겨있거나 습관적으로 한숨이나 재채기를 자주 하는지도 물어본다. 그리고 병든 맥에 의한 성격에 변화가 있는 지도 확인한다. 체질과 사주를 함께 봐서 제일 작은 장부가 병든 맥이 나올 가능성이 제일 많다.

맥이 촌구에서 보이는지, 인영에서 보이는지에 따라서 다음과 같이 구분해 볼 수 있다.

- 인영에서 목기가 약한 현맥이면 담낭이 약해졌다고 본다.
- 인영에서 화기가 약한 구맥이면 소장이 약해진 것이다.
- 인영에서 토기가 약한 홍맥이면 위장의 병이라고 한다.
- 인영에서 금기가 약한 모맥이면 대장에 이상이 생긴 것이다.
- 인영에서 수기가 약한 석맥이면 방광에 병이 생겼다고 한다.
- 인영에서 상화기가 약한 구삼맥이면 삼초가 허하다고 한다.

- 촌구에서 목기가 약한 현맥이면 간장이 약해졌다고 본다.
- 촌구에서 화기가 약한 구맥이면 심장에 문제가 있다.
- 촌구에서 토기가 약한 홍맥이면 비장에 병이 난 것이다.
- 촌구에서 금기가 약한 모맥이면 폐장에 이상이 생긴다.
- 촌구에서 수기가 약한 석맥이면 신장에 병이 들었다고 한다.
- 촌구에서 상화기가 약한 구삼맥이면 심포가 허 하다고 한다.

인영에서 방광이 병든 석맥이 보이면 방광과 함께 신장도 약해진다. 인영에서 홍맥이 있으면 위장 기능에 문제가 발생되고, 이어서 비장에도 이상이 생겨있을 가능성이 많다고 본다.

촌구에서 폐가 약한 모맥이 보이면 폐가 제일 나쁘고, 다음으로 대장도 병들어 있다고 본다. 촌구에서 심포가 병든 구삼맥이 강하게 뛰면은, 심포장 다음으로 삼초부도 함께 병이 들어 있는 것이다. 증상을 확인해 보면 알 수 있다.

맥의 좌우 차이

맥의 좌우 차이가 보이는 것은 중풍이 시작되고 있음을 알려주는 신호이다. 좌우 차이가 심할 때 그중에 제일 큰 맥이 있기 마련이고, 그 병들어서 커진 맥을 그대로 방치해서 저절로 좋아지는 일은 절대 없다. 그러나 별 느낌 없이 없다 해도 위험을 안고 있는 상태이다. 그 차이는 언제 어떻게 시작되었는지 모르지만 갑자기 생겼거나 때로는 아주 서서히 진행되었을 수도 있다.

이 차이를 바르게 잡기 위해서는 우선 인영과 촌구의 네 군데가 어느 정도 차이를 보이는지 알아야 한다. 그중에 큰 맥이 현·구·홍·모·석 중 무엇에 해당되는지 알아서 먹거리를 정하고, 침이나 뜸이나 부항요법을 적용해서 바르게 잡아나가야 한다.

촌구맥의 지름이 1이라고 할 때 인영은 지름이 4~5배쯤 큰 것을 정상이라고 본다. 왜냐하면 손목에 있는 동맥의 굵기보다는 목에서 머리로 이어지는 동맥이 당연히 굵기 때문이다. 머리가 클수록 그만큼 혈관의 굵기도 차이를 보인다. 머리가 작은 사람은 혈관이 가는 것이 원래 그 사람의 정상 맥의 크기라고 이해해야 한다. 수술 여부를 확인한 후 체질과 증상을 살펴보고 좌우 차이를 좁혀나가야 건강을 되찾을 수 있다.

1) 확인하는 방법

	좌	우	좌	우	좌	우	좌	우
	1		2		3		4	
인영	5	5	5	3	3	5	3	3
촌구	5	5	5	3	5	2	6	6
	5		6		7		8	
인영	7	7	8	5	3	3	10	10
촌구	5	5	7	5	3	3	5	7

　우측 촌구맥이 작으면 우측의 인영맥도 함께 작을 확률이 높다. 때로는 대각선으로 짝짝이가 되는 경우도 있다. 즉 우측 촌구맥은 작고 좌측 인영맥이 클 수도 있다. 일단 촌구맥의 좌우 차이는 인영맥의 좌우 차이가 있을 수 있다는 것을 기억해야 한다. 그래서 양쪽 촌구맥의 차이가 확실하다면 인영맥을 볼 때 좀 더 신중하게 봐야 한다. 정상의 크기보다 작거나 크면 몸에 음양과 육기의 균형이 깨졌다고 본다.

　위의 표 1번과 같이 '5'가 정상이라고 가정할 때 2~8번까지 처럼 크기가 제각각 다를 수 있다. 2번은 좌측의 인영과 촌구맥은 정상인데, 우측은 작고 힘이 없는 맥이다. 3번은 좌측 촌구와 우측 인영은 정상이고, 우측 촌구와 좌측 인영맥이 정상보다 작다. 4번은 좌우 촌구는 정상보다 약간 크고, 인영은 작거나 침하다. 5번은 양 촌구는 정상이고 좌우 인영맥은 정상보다 크다. 6번은 우측 촌구와 인영은 정상이고, 좌측 촌구맥와 인영맥은 정상보다 크다. 7번은 촌구와 인영맥이 모두 정상보다 작거나 침하다. 8번은 좌우 촌구 차이가 있고, 인영맥은 좌우가 같이 크다.

✤ 인영과 촌구에서 대맥이 있는가를 본다.

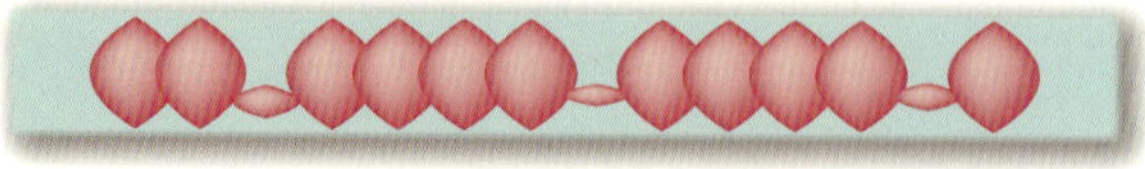

대맥은 한 박 뛰고 또 한 박 뛰다가 찌리릭거리면서 미끄러지거나 주저앉아 버리는듯한 모양이다. 우측 촌구에서나 인영에서 잦은 대맥이 보이면 우측 기의 순환이 불량하다고 본다. 우측 손이 저리고, 힘이 빠지거나 발육에 문제를 일으키기도 한다.

✤ 인영과 촌구에서 부정맥이 있는가를 본다.

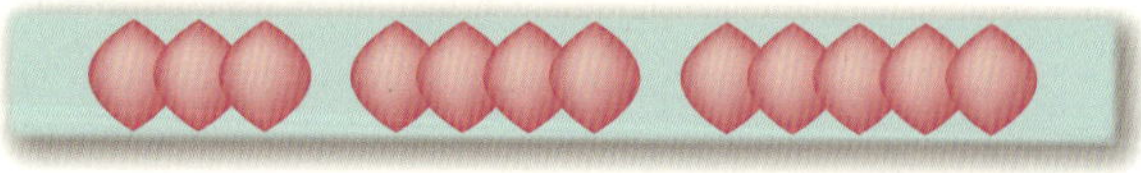

부정맥은 맥박이 쿵쿵 뛰다가 어느 순간에 한 박을 쉬었다 다시 뛰는 상태이다. 인영과 촌구의 네 군데 모두에서 보이면 중증이고, 네 군데 중에서 한 곳만 보이는데 인영이 아닌 촌구에서 보이면 경증이다.

✠ 한쪽 머리에 이상이 온다.

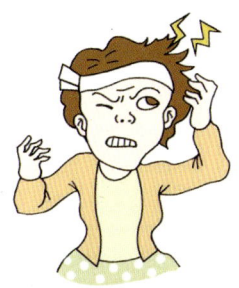

한쪽 머리가 멍하거나 뻣뻣하고 당기는 느낌이 있고, 전기에 감전된듯하면서 쑤시고 아프기도 한다. 현맥이면 담낭경락이 막힌 것이고, 석맥이면 방광경락이 막혔다고 본다. 경락과 상관없이 예전에 다쳤거나 치료를 잘못 받은 후유증으로 오기도 한다.

✠ 턱이나 고개가 삐뚤어져 있다.

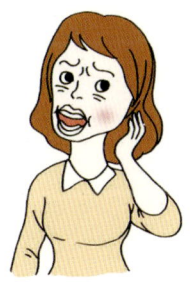

정면을 향하여 차렷 자세를 한다고 해도 맥이 나쁜 쪽으로 머리가 자꾸 기울게 된다. 윗니와 아랫니가 잘 맞지를 않고, 머리를 돌려서 뒤를 보려고 할 때 나쁜 쪽은 잘 돌아가지 못 해서 몸통을 함께 움직이게 된다.

✠ 시력 차이가 있다.

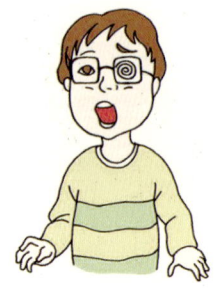

한쪽 눈이 작거나 시력이 약하면 그쪽으로 정상이 아닌 현맥이 크게 보이는 경우이다. 피곤하면 눈이 자꾸 감기거나 추워서 시린 느낌이 나고 눈물샘이 막혀서 눈물이 밖으로 흐른다. 눈의 충혈도 인영맥이 큰 쪽에서 더 심하게 나타난다.

✠ 음식을 한쪽으로만 씹는다.

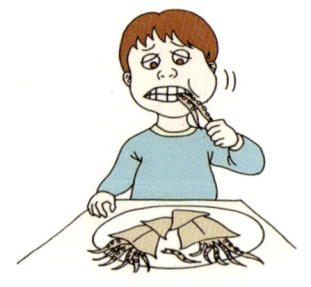

맥이 좋은 쪽으로만 음식을 씹으려고 한다. 맥이 나쁜 쪽은 당연히 잇몸도 부실해서 입을 다물었을 때 이가 꽉 맞물리는 느낌이 떨어진다. 그래서 음식이 잘 씹어지지 않고, 염증도 쉽게 생기고 아프기도 하다.

✠ 입이 한쪽으로 삐뚤어져 있다.

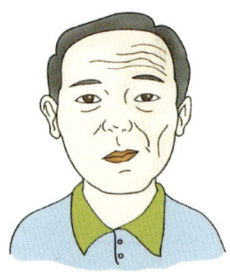

인영맥이 큰 쪽으로 당겨 올라가서 입이 비뚤어지고 찌그러져 눈을 뜨기도 어렵다. 볼을 만져보면 멍멍하고 감각이 약하게 느껴지며 뜨거운 물수건을 올려놓아도 따뜻한 기운이 쉽게 돌지 않는다. 맥이 큰 쪽에 홍맥이 있을 가능성이 많다.

✠ 청력의 차이가 있다.

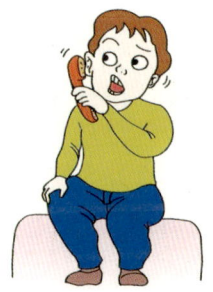

보통 전화가 오면 전화기를 잡은 손 쪽의 귀로 소리를 듣게 된다. 그런데 항상 오른쪽으로만 듣거나 항상 왼쪽으로만 듣는다면 잘 듣지 않는 쪽 귀의 청력이 떨어져 있을 것이다. 만약 오른쪽 청력의 문제라면 오른쪽에 석맥이 크다고 보면 된다.

✠ 한쪽 코로는 숨쉬기가 어렵다.

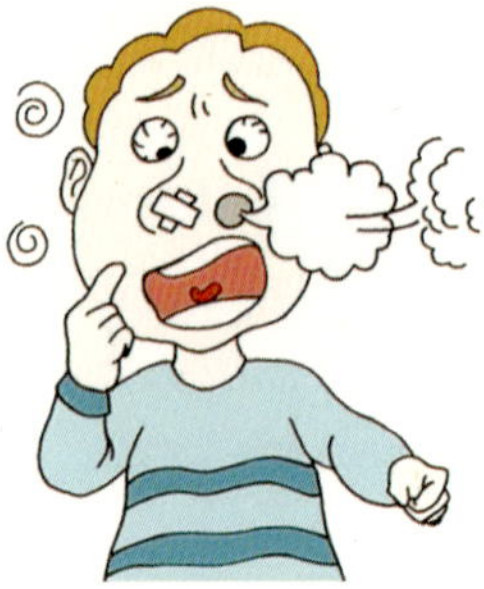

한쪽 코를 막고 숨을 쉬어봤을 때 편하게 들어가고 나오지 못하는 쪽으로 폐가 나쁜 모맥이 있다. 들숨이 길지 못하고 콧방울만 들썩이게 되면 폐가 약한 경우이다. 이런 상태가 지속되면 호흡이 잘 안 되는 쪽으로 맥이 점점 나빠지게 된다.

✠ 한쪽 코에서만 콧물이 나온다.

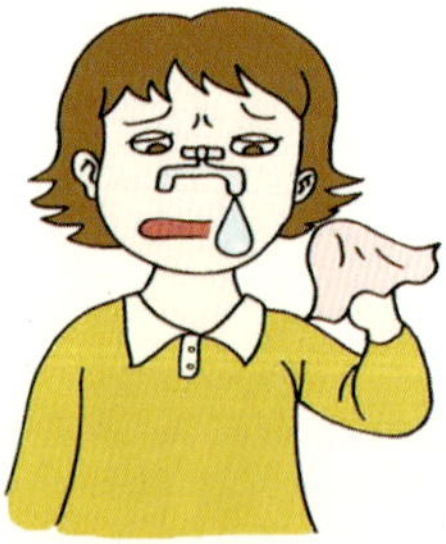

맥이 나쁜 쪽 코에서 콧물이 먼저 나오기 시작한다. 또는 코가 심하게 막혀서 코를 풀을 때 시원하게 안 나오고 남아 있는 것처럼 답답한 쪽으로 모맥이 있는 경우가 많다. 매운 것을 충분히 먹어도 쉽게 좋아지지 않으면 모맥이 무척 크다고 본다.

✣ 한쪽 팔과 손에 이상이 온다.

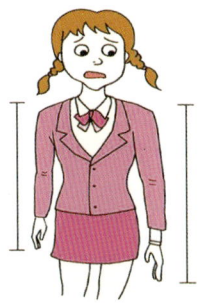

어느 한쪽으로 대맥이나 부정맥이 장기간 지속되면 맥이 나쁜 쪽 팔에 힘이 빠진다. 한쪽 맥이 지나치게 크거나 작으면 손가락이 저리거나 쥐는 힘도 약해지기 쉽다. 심하면 팔이나 다리의 길이나 두께도 차이를 보인다.

✣ 척추가 휘어져 있다.

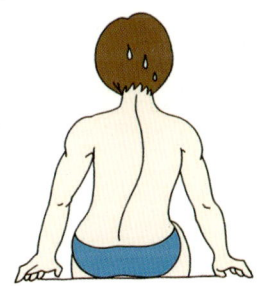

머리카락이 끝나는 목덜미 쪽을 보면 한쪽이 불룩하게 솟아있는 일이 있다. 앉은 자세를 반듯하게 하라고 해도 어깨가 치우치고, 눈으로 봐도 척추가 굽었거나 좌우로 휘어져 있다. 따라서 아래 골반도 휘어지고 찌그러진 경우가 많다.

✠ 한쪽 다리에 이상이 온다.

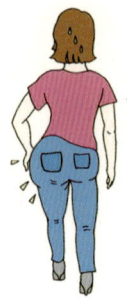

한쪽의 엉덩이나 다리가 크거나 작으며, 쭉 펴기가 어렵고 굽어지지 않는다. 반듯이 누워서 발가락을 보면 맥이 나쁜 쪽으로 벌어진다. 또 엎드린 자세에서 다리를 펴면 한쪽의 근육이 땅기고, 구부렸을 때 발뒤꿈치가 엉덩이에 닿지 않는 경우가 있다.

✠ 좌우 혈압 차이가 있다.

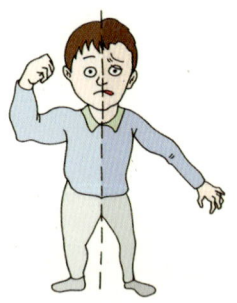

맥을 봐서 좌우 인영맥이 확실히 차이가 있으면 그 사람은 혈압 수치도 좌우가 다르게 된다. 보통은 맥이 큰 쪽으로 혈압이 높다고 한다. 인영에서 석맥이 크고, 좌우 차이가 심하면 큰 쪽의 방광경락에도 말썽이 생겨있다는 것을 알 수 있다.

2) 조절하는 방법

✣ 생식

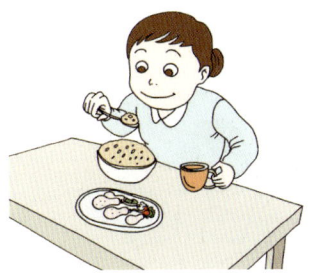

주식은 육곡을 기본으로 해서 밥을 짓는데 생식으로 하면 더욱 큰 효과를 보게 된다. 현맥이면 팥이나 보리를 넣고, 모맥이 보이면 현미를 추가하고, 석맥이 있으면 서목태의 비율을 높여서 먹는다. 반찬도 맥에 따라 비율을 달리해서 먹는 것이 좋다.

✣ 호흡

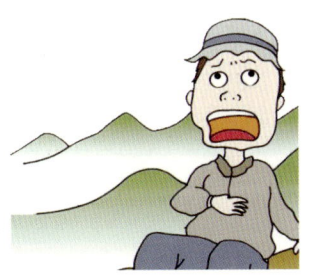

오른쪽 콧구멍으로 쉬는 숨은 오른쪽 폐를 영향해서 오른쪽 경락에 기운을 준다. 그러므로 좌우 맥을 조절하기 위해 호흡을 한다면 숨쉬기도 이에 따라 달리해야 한다. 왼쪽 인영이 제일 크면 왼쪽 코로는 들숨이 길어지고 날숨이 짧아야 한다.

✝ 지압 · 마사지

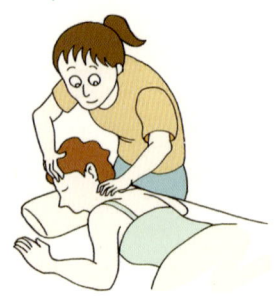

 맥의 차이가 많이 나지 않고, 증상이 심하지 않다면 지압이나 마사지를 이용해도 좋다. 예를 들어 촌구에서 현맥이 보이면 간경락을 잘 살펴보고, 인영에서 보이면 담낭경락을 살펴서 막힌 곳이 있으면 그 기가 잘 통하게 풀어줘야 한다.

✝ 운동

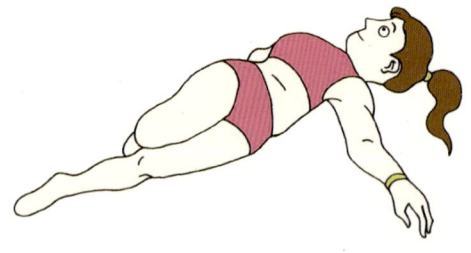

 만약에 우측 인영이 크다면 우측의 발목에 모래주머니를 매고 다녀도 효과가 있다. 그리고 자전거 우측 페달을 힘 있게 밟아서 하체를 운동을 많이 해서 인영맥을 내리기도 한다. 반대로 인영이 큰데도 상체운동을 많이 하면 인영맥이 더 커져서 안된다.

✠ 침·뜸

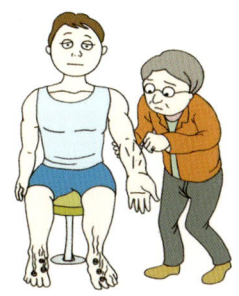

맥에 따라 경혈에다가 뜸이나 침을 이용해서 강한 자극을 하기도 한다. 뜸으로 살을 태우면 경혈의 순환을 막을 염려가 있으니 물집이 생기지 않게 뜨도록 해야 한다. 침을 놓을 때는 맥이 나쁜 정도에 따라서 침의 크기와 숫자와 시간을 조절해서 놓는다.

✠ 찜질

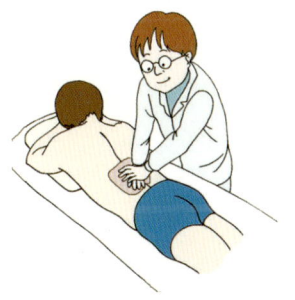

맥이 크고 병든 맥이 보일 때는 대체적으로 기의 순환이 원활하지 못하다. 만져봐서 근육이 뭉쳐있고 차가운 곳을 뜨거운 물수건이나 전기 팩을 이용해서 풀어주고 차가운 기를 제거해줘야 한다. 반대로 찬 얼음찜질을 하면 절대 안 된다.

✤ 괄사

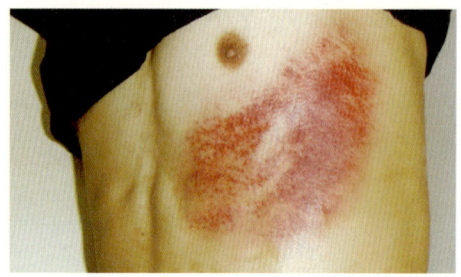

도구를 이용하여 뭉친 근육이나 경락을 따라 긁어서 기를 순환시키는 것을 괄사라고 한다. 아로마 기름을 바르고 자극을 해보면 나쁜 곳에 피부색이 붉어지고, 심하면 거무스름해진다. 괄사는 근육을 부드럽게 하고 약하게 막힌 혈관을 뚫어주기도 한다.

✤ 부항

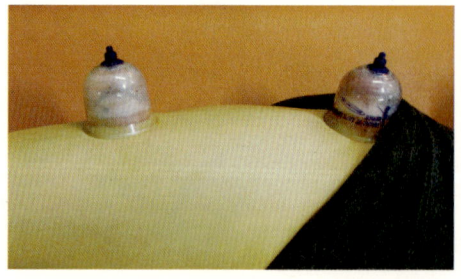

건 부항은 피를 내지 않고 부항 컵을 이용해서 피부를 당기는 것이다. 사혈 부항은 침으로 피부를 찔러서 나쁜 피를 뽑아내는 부항 법이다. 운동이나 침·뜸으로도 풀리지 않으면 뭉친 것을 밖으로 뽑아서 제거 시키는 부항법을 써야 할 때도 있다.

맥이 불명확한 이유

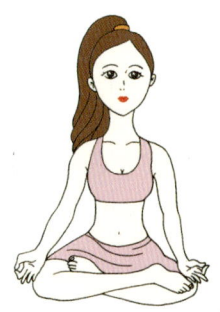

　우리가 맥을 보는 것은 현재 육기 중에서 어느 기운이 약한가를 찾아내려는 것이다. 하지만 건강하면 맥이 정말 좋아서 병든 맥이 보이지 않게 된다. 표준형에 가깝고 사주가 조화롭게 짜여 있으며 장부 척출 수술이나 성형 수술, 약물 복용, 큰 사고가 없이 살아온 사람이면 충분히 좋은 맥을 유지할 수 있다.

　맥을 보기에 가장 좋은 때는 명상을 하고 난 뒤이다. 차분하고 안정이 되어 있기 때문에 몸의 상태를 정확하게 볼 수 있다. 아니면 하루 중에서 숙면을 취하고 아침에 편안하게 일어났을 때 보는 것이 좋다.

　맥이 명확하지 않을 때는 맥진자의 건강 상태가 극도로 나쁠 때이거나, 과식이나 단식 등으로 몸에 변화가 있을 때가 많다. 그 이유는 다음과 같이 다양하다.

1) 수술을 했을 때

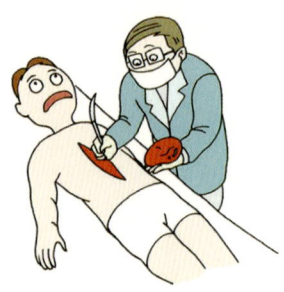

어느 장기를 적출 수술했느냐에 따라서 치료를 달리해야 한다. 맥만 고집할게 아니라 수술 여부를 충분히 참고해야 한다. 설령 모맥이 보인다 해도 위장 제거 수술을 한 사람이라면 단것을 제일 많이 먹고, 그다음에 매운 것을 먹어야 되는 경우가 있다.

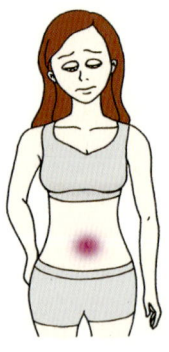

불임수술은 장기를 제거한 것이 아니지만 자궁의 기능이 나빠진다. 연관되어 있는 신장과 방광의 기운이 나이와 상관없이 제일 약해진 몸으로 바뀌게 된다. 따라서 현재 맥이 어떻든 간에 수기를 영양해 주는 짠맛을 살아가면서 제일 많이 먹어야 한다.

2) 약물 복용 중일 때

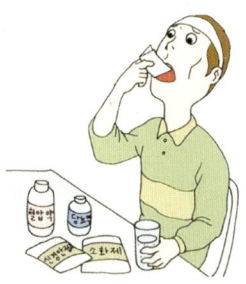

 감기약, 피임약, 마약, 진통제, 혈압강하제, 각종 호르몬제, 신경안정제, 피부병 약 등을 먹고 있을 때는 맥이 명확하지가 않다. 약물에 의해서 평소보다 맥이 나빠져 보이거나, 때로는 좋아진 것처럼 보이기도 한다.

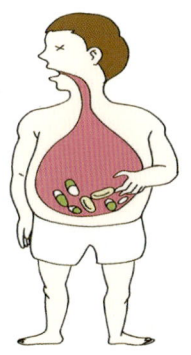

 보통 양약이나 한약은 대부분 맛이 쓰다. 약성이야 어떻든 간에 너무 써서 화극금이 되어 폐대장과 신방광이 약해진다. 또 인영에서 맥이 크게 뛰다가도 혈압약을 먹고 조금 있으면 작아진다. 그래서 원래 그 사람의 균형 상태를 알 수 없게 만들기도 한다.

3) 약물 치료 중일 때

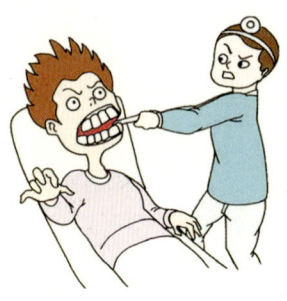

교정을 한다해도 이를 빼지 않는 방법을 찾도록 해야 한다. 치료 중 마취 후유증으로 주위의 근육이 굳어 잇몸이 급속도로 약해진다. 평소에 없던 모맥과 석맥이 생기고, 염증 걱정으로 먹은 항생제에 의해서 현맥과 석맥이 커진다.

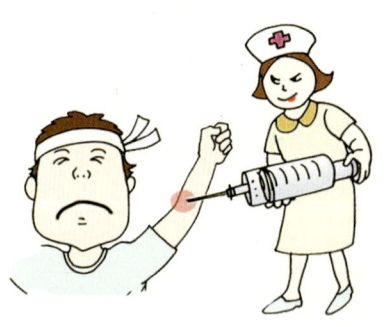

우울증과 정신장애 같은 병이 있는 경우에, 한번 시작하면 지속적인 약물 치료를 받는 사람이 많다. 그리고 임신을 유도하기 위한 호르몬제를 맞거나 각종 검사를 받기 위한 약물 투여도 맥을 정확하게 볼 수 없게 만든다.

4) 경락의 치명적인 손상이 있을 때

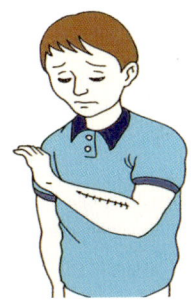

수술을 한다거나 다쳐서 경락 손상이 오면 맥이 부정확하다. 심지어 손가락과 발가락을 다친 정도도 참고해야 한다. 예를 들어 두 번째 손가락을 다치면 대장이 약해질 수 있다는 것이다. 복부 수술에 의해서 임맥 손상이 생기면 폐가 약해지기도 한다.

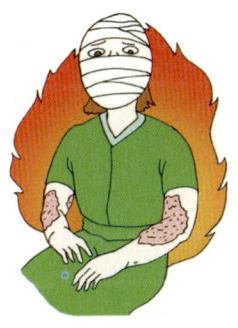

화상을 약하게 입어서 피부색이 거무스름할 뿐이면 경락에 영향을 미치지 않았다고 본다. 하지만 살이 일그러질 정도라면 경락에 손상이 생긴 것이다. 데인 곳이 어느 경락을 지나는지를 살펴서 맥을 볼 때 참고해야 한다.

5) 몸에 보조 장치를 삽입했을 때

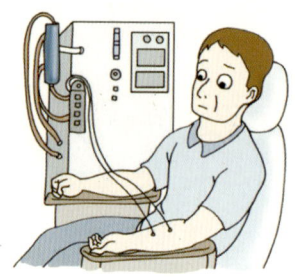

신장투석기를 사용 중에도 맥은 부정확하다. 인공 심장이나 인공 신장을 몸에 장치해 둔 사람의 맥을 보고 무슨 맥이라고 판단할 수는 없다. 또한 인공 고막이나 인공 항문을 한 경우도 있다. 여자들의 자궁안에 피임장치 등도 맥에 영향을 준다.

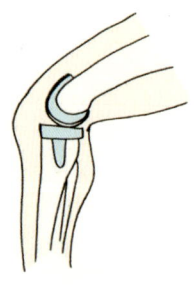

사고가 나서 어쩔 수 없이 인공관절을 삽입하고 있는 중에도 맥은 정확하지 않게 된다. 뼈가 부러져서 연결하느라고 핀을 넣어 두었다면 뼈가 붙고 아물어서 제거 수술이 가능해지는 시점에 빨리 빼내는 것이 좋다.

6) 놀라거나 흥분했을 때

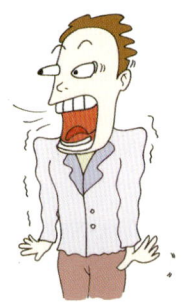

깜짝 놀라거나 너무 기뻐서 흥분이 되어 있을 때 맥은 커지게 된다. 인영맥을 보기 위해서 목에 가까이 다가서면 놀라는 사람도 있다. 아이들의 맥을 볼 때 특히 조심해야 한다. 충분히 마음을 가라앉히고 상대방이 원할 때 맥을 봐야 한다.

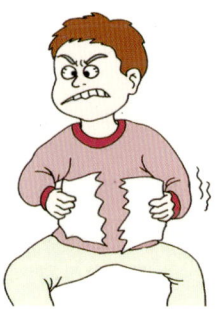

피맥진자가 너무 긴장을 하거나 심하게 화가 나있을 때도 맥 보기를 서두르면 안 된다. 이럴 때는 평소보다 맥이 훨씬 커지고 세기도 세어져 있기 때문이다. 육기의 균형을 정확히 알아야 바른 처방을 하게 되므로 세심한 주의가 필요하다.

7) 과식이나 단식 중일 때

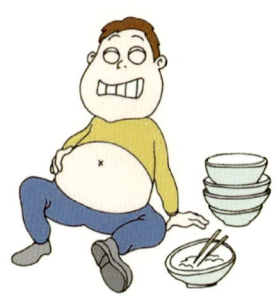

과식했을 때는 인영맥과 촌구맥이 평소보다 크기가 커진다. 음식을 소화시키기 위해 모든 장기가 힘을 써야 돼서 맥이 모두 커지게 된다. 특히 위장이 탈이 났을 때와 같은 홍맥이 두드러지게 나타난다는 것을 알아야 한다.

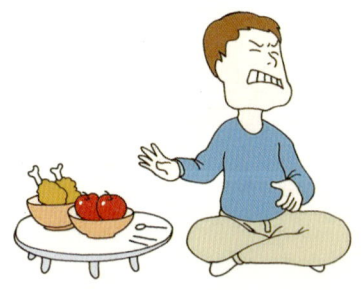

단식을 하면 평소보다 맥이 작아져서 혈관을 느끼기 어려워진다. 때로는 평소에 컸던 맥이 웬일로 작아졌나 싶어서 배고프냐고 물어보면 그렇다고 한다. 원래보다 맥이 좋아 보여서 이때 본 맥으로 어느 곳이 약하다고 말하기는 어렵다.

8) 운동이나 과로 후

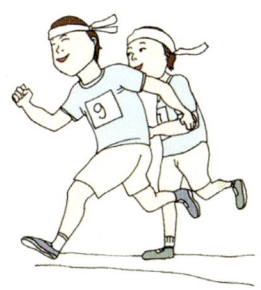

급하게 막 걸어왔거나 운동을 끝낸 지 얼마 안 됐을 때도 촌구와 인영맥이 다 커지게 된다. 바쁘게 뛰어다니다가 맥을 보면 호흡이 고르지가 않아서 부정확해 보인다. 편안하게 쉬었다가 안정을 찾았을 때 봐야 제대로 된 맥을 확인할 수 있다.

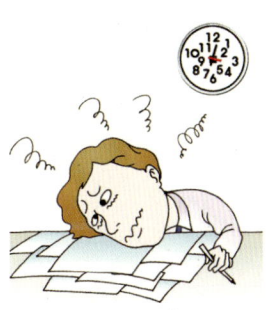

과로로 수면이 부족하면 평소보다 인영맥이 커지고 세기도 강해진다. 심하면 평소보다 두 배 이상의 차이도 있을 수 있으니 일단 휴식을 취하고 나중에 다시 봐야 한다. 당장은 숙면을 취할 수 있게 사관에 자석테이프를 놓거나 키토산을 먹는 것도 좋다.

쉬어가기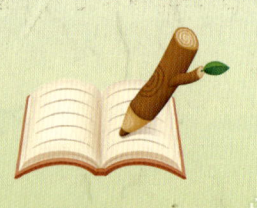

1. 맥을 보기 좋은 때는?
   ① 과식후 ② 운동후 ③ 명상후 ④ 약물복용후

2. 육부의 기운을 볼 때 무슨 맥을 본다고 하나?
   ① 석맥 ② 인영맥 ③ 모맥 ④ 촌구맥

3. 촌구에서 구삼맥이 보이면 무슨 병이 난 것인가?
   ① 토기 ② 상화기 ③ 금기 ④ 수기

4. 우측 눈의 시력이 약하면 무슨 맥일 가능성이 있나?
   ① 우측구맥 ② 우측모맥 ③ 좌측석맥 ④ 우측현맥

5. 맥의 좌우 차이를 확인하는 방법이 아닌 것은?
   ① 혈압차이 ② 골반차이 ③ 식욕차이 ④ 호흡차이

6. 석맥이 나올 때 해당되는 모양이 아닌 것은?
   ① 걸쭉하다 ② 미끌하다 ③ 찌른다 ④ 단단하다

7. 인영에서 홍맥이 나오면 무슨 장기가 약한 건가?
   ① 심장 ② 방광 ③ 담낭 ④ 위장

8. 구맥이 보이면 무엇을 먹어야 하나?
   ① 생강 ② 소금 ③ 커피 ④ 설탕

9. 맥이 불명확한 이유가 아닌 것은?
   ① 수술후 ② 단식중 ③ 취침후 ④ 과로중

10. 좌우 맥을 조절하는 방법이 아닌 것은?
    ① 뜸·침 ② 운동 ③ 부항 ④ 단식

11. 혈관 모양이 제일 굵은 맥은 무슨 기가 약할 때인가?
    ① 토기 ② 수기 ③ 금기 ④ 목기

12. 소리가 잘 안 들리면 무슨 맥일 가능성이 있나?
    ① 석맥 ② 모맥 ③ 구삼맥 ④ 홍맥

13. 매운 음식을 질리지 않고 잘 먹는 사람의 맥은?
    ① 현맥 ② 구맥 ③ 모맥 ④ 홍맥

14. 현맥이 나올 가능성이 적은 체질은?
    ① 수형 ② 목형 ③ 상화형 ④ 토금형

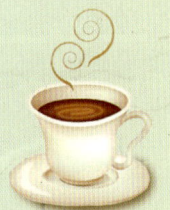

15. 수목형이 나오기 쉬운 맥은?
    ① 홍맥 ② 구삼맥 ③ 현맥 ④ 모맥

정답	1	2	3	4	5	6	7	8	9	10	11	12	13	14	15
	3	2	2	3	4	3	3	3	4	3	1	4	2	1

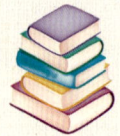 ## 참고문헌

1. 오행식사법 / 저자:김춘식
2. 비'오행생식 / 저자:김춘식
3. 오행생식요법 / 저자:김춘식
4. 맥진법 / 저자:김춘식
5. 황제내경 / 고문사
6. 공유마당

김또순의 육기체질 (上)

1판 1쇄 인쇄 / 2015. 10. 21
1판 1쇄 발행 / 2015. 11. 6
지 은 이 / 김 또 순
펴 낸 이 / 김 또 순
펴 낸 곳 / 도서출판 육기체질학회
   주   소 : 서울시 동작구 동작대로 19길 16 2층
   대표전화 : 010-3106-7653
   팩스번호 : 02-537-5812
   출판등록 : 2013년 4월 30일
   홈페이지 : www.yukgi.org
   이 메 일 : ddo312@naver.com

   ISBN 979-11-954348-1-7 04510
   ISBN 979-11-954348-0-0 (세트)

- 이 책은 저작권법에 의거 보호 받습니다
- 잘못 만들어진 책은 구입한 곳에서 교환해드립니다.

   이 도서의 국립중앙도서관 출판예정도서목록(CIP)은 서지정보유통지원시스템 홈페이지
(http://seoji.nl.go.kr)와 국가자료공동목록시스템(http://www.nl.go.kr/kolisnet)에서
이용하실 수 있습니다. (CIP제어번호: CIP2015027544)

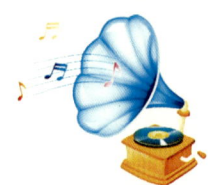